201

Anaesthesiologie und Intensivmedizin
Anaesthesiology
and Intensive Care Medicine

vormals „Anaesthesiologie und Wiederbelebung"
begründet von R. Frey, F. Kern und O. Mayrhofer

ZAK München 1987

Band II

A. Doenicke   P. Frey   (Hrsg.)

Disoprivan®

Ein neues intravenöses Hypnotikum
zur Einleitung und Aufrechterhaltung
der Narkose

Mit 46 Abbildungen und 34 Tabellen

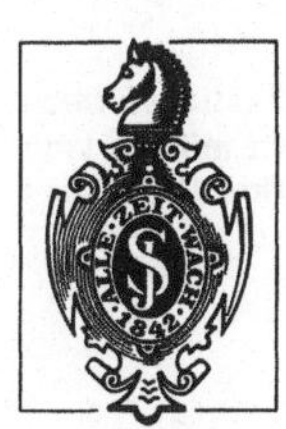

Springer-Verlag
Berlin Heidelberg New York
London Paris Tokyo

Prof. Dr. med. Alfred Doenicke
Institut für Anästhesiologie der Ludwig-Maximilians-Universität
München, Bereich Poliklinik, Pettenkoferstraße 8a,
D-8000 München 2

Dr. med. Pius Frey
Stadtspital Triemli, Institut für Anästhesie und Reanimation,
Birmensdorferstraße 497, CH-8063 Zürich

ISBN-13:978-3-540-19136-0   e-ISBN-13:978-3-642-73573-8
DOI: 10.1007/978-3-642-73573-8

CIP-Kurztitelaufnahme der Deutschen Bibliothek
ZAK München 1987/Disoprivan. A. Doenicke; P. Frey (Hrsg.)
Berlin; Heidelberg; New York; London; Paris; Tokyo: Springer, 1988
Band II (1988) Anaesthesiologie und Intensivmedizin; Bd. 201)
ISBN-13:978-3-540-19136-0

NE: Doenicke, Alfred [Hrsg.]; Disoprivan

2119/3140-543210

Vorwort

Mit Disoprivan (Propofol) liegt ein neues i.v. Anästhetikum vor, das sowohl zur Narkose-Einleitung als auch zur Narkose-Aufrechterhaltung geeignet ist. Die Eigenschaften von Propofol werden durch zahlreiche Untersuchungen sowie klinische Erfahrungen bestätigt: kurze Wirkdauer, bedingt durch schnelle Metabolisierung, gut steuerbare Narkose-Aufrechterhaltung, keine hang-over, rasches Erwachen zu klarem Bewußtsein, keine Histaminfreisetzung und keine Suppression der Nebennierenrindenfunktion.

Schwerpunkte der Vorträge und Diskussion dieses Symposiums waren der klinische Einsatz von Propofol und die Wirkung auf den Herz-Kreislauf.

Wir haben uns bemüht, hier eine Übersicht über das zu geben, was uns zum Thema Disoprivan als wichtig erscheint und was in der klinischen Studie erarbeitet wurde. Ich hoffe, daß die Leser Erkenntnisse gewinnen werden, die ihnen in Zukunft ihre Arbeit erleichtern.

München, im Juni 1988 A. Doenicke

Inhaltsverzeichnis

Verzeichnis
der erstgenannten Beitragsautoren

Prof. Dr. H. van Aken
Abteilung für Anästhesie, Katholieke Universiteit Leuven,
Herestraat 49, B-3000 Leuven

Dr. E. Alon
Institut für Anästhesiologie, Universitätsspital Zürich,
CH-8091 Zürich

Dr. S. von Bülow
Städtisches Krankenhaus, Abteilung Anästhesiologie,
Gotenstraße 1, D-5650 Solingen

Prof. Dr. R. Dudziak
Zentrum für Anästhesiologie und Wiederbelebung,
Theodor-Stern-Kai 7, D-6000 Frankfurt/Main 70

Dr. E. Hoffmann
Zentrum für Anästhesiologie und Wiederbelebung,
Theodor-Stern-Kai 7, D-6000 Frankfurt/Main 70

Dr. B. Kay
University Department of Anaesthesia, Oxford Road,
Manchester, UK

Priv.-Doz. Dr. N. Krieg
Orthopädische Universitätsklinik, Abteilung für Anästhesiologie
und Intensivmedizin, Marienburgstraße 2–4,
D-6000 Frankfurt/Main 71

Prof. Dr. R. Larsen
Abteilung für Anästhesie der Universität Göttingen,
Robert-Koch-Straße 40, D-3400 Göttingen

Dr. N. Mertes
Klinik für Anästhesiologie und operative Intensivmedizin der
Universität Münster, Albert-Schweitzer-Straße 33,
D-4400 Münster

Dr. E. Mocnik
Institut für Anästhesie, Krankenanstalt der Stadt Wien,
Rudolfstiftung, Juchgasse 25, A-1030 Wien

Prof. Dr. H. Nolte
Institut für Anästhesiologie, Klinikum Minden,
Friedrichstraße 17, D-4950 Minden

Dr. B. Plainer
Klinik für Anästhesiologie und allgemeine Intensivmedizin,
Spitalgasse 23, A-1090 Wien

Dr. G. Redl
Klinik für Anästhesiologie und allgemeine Intensivmedizin,
Spitalgasse 23, A-1090 Wien

Dr. R. Riegler
Klinik für Anästhesiologie und allgemeine Intensivmedizin,
Spitalgasse 23, A-1090 Wien

Dr. H. V. Schalk
Institut für Anästhesiologie der Universität Graz,
Landeskrankenhaus, Auenbruggerplatz, A-8036 Graz

Priv.-Doz. Dr. J. Schüttler
Institut für Anästhesiologie der Universität Bonn,
Sigmund-Freud-Straße 25, D-5300 Bonn

Klinische Pharmakologie von Propofol als Grundlage für eine optimierte Infusionsdosierung

J. Schüttler

Die Entwicklung optimierter Infusionsstrategien für das neue intravenöse Anästhetikum Propofol (Disoprivan) kann mit Hilfe von pharmakokinetischen und pharmakodynamischen Modellbildungen erleichtert werden. Zur Erarbeitung von Infusionsdosierungen für Propofol im Rahmen der totalen intravenösen Anästhesie wurden die pharmakokinetischen und -dynamischen Daten von Propofol in Probandenuntersuchungen ermittelt (Tabellen 1–3) [1, 4, 5].

Das pharmakokinetische Verhalten von Propofol ist charakterisiert durch eine hohe Elimination und ein großes Verteilungsvolumen, woraus eine relativ kurze Eliminationshalbwertzeit resultiert. Das initiale oder zentrale Verteilungsvolumen konnte nur in den Infusionsstudien bei Probanden exakt bestimmt werden [4]. Durch diese pharmakokinetischen Daten ist Propofol als gut steuerbares intravenöses Anästetikum ausgewiesen. Zur Ermittlung der hypnotischen Potenz von Propofol sowie dessen Zielkonzentration für einen adäquaten hypnotischen Effekt zur Narkoseführung in der totalen intravenösen Anästhesie wurden EEG-

Tabelle 1. Pharmakokinetische Daten (MW $\pm$ SD) von Propofol nach Bolusinjektion

	Probanden	Patienten
Vl [l]	55,6 $\pm$ 29,7	36,5 $\pm$ 7,0
VD area [l]	364,7 $\pm$ 176,2	297,7 $\pm$ 76,2
Cl [ml/min]	2324 $\pm$ 510	2260 $\pm$ 264
tl/2β [min]	106,4 $\pm$ 40,3	91,8 $\pm$ 23,1

Vl = zentrales Verteilungsvolumen, VD area = Gesamtverteilungsvolumen, Cl = totale Clearance, tl/2β = Eliminationshalbwertzeit

Tabelle 2. Pharmakokinetische Daten (MW $\pm$ SD) von Propofol nach Infusionen bei Probanden

Blutspiegel	Venös	Arteriell
Vl [l]	26 $\pm$ 6	12 $\pm$ 5
VD area [l]	209 $\pm$ 36	153 $\pm$ 21
Cl [ml/min]	1880 $\pm$ 360	1890 $\pm$ 400
tl/2β [min]	83 $\pm$ 13	63 $\pm$ 16

Vl = zentrales Verteilungsvolumen, VD area = Gesamtverteilungsvolumen, Cl = totale Clearance, tl/2β = Eliminationshalbwertzeit

Tabelle 3. Pharmakodynamische Daten (MW $\pm$ SD) und relative hypnotische Potenz von Propofol

	Propofol	Etomidat	Thiopental
E_0 [Hz]	$9,5 \pm 1,0$	$9,3 \pm 0,3$	$24,1 \pm 4,2$
E_{max} [Hz]	$8,6 \pm 1,5$	$7,9 \pm 0,5$	$14,0 \pm 5,8$
c_{50} [µg/ml]	$2,3 \pm 0,8$	$0,3 \pm 0,1$	$15,3 \pm 4,3$
Hypnot. Potenz	6,7	50	1,0

E_0 = Wach-EEG, E_{max} = maximaler hypnotischer Effekt (EEG-Verlangsamung)
c_{50} = Pharmakokonzentration am Wirkort bei halbmaximalem Effekt

Untersuchungen bei Probanden durchgeführt. Der Median der EEG-Frequenzverteilung diente als monoparametrisches Maß des hypnotischen Effektes [2, 3, 7].

Die Untersuchungen ergaben, daß Propofol im Vergleich zu Thiopental etwa 6–7fach stärker und zu Etomidat [3] ca. 7–8mal schwächer hypnotisch wirksam ist. Als theoretische Zielkonzentration (c_{50}) für eine adäquate hypnotische Wirkung im Rahmen der totalen intravenösen Anästhesie (TIVA) kann ein Blutspiegel von etwa 2,5 µg/ml Propofol gelten.

Zur Überprüfung der ermittelten pharmakokinetischen und -dynamischen Daten, wurde Propofol in Kombination mit Alfentanil (TIVA) bei 20 Patienten eingesetzt [6]. Die Ergebnisse dieser Studie bestätigen die angenommene therapeutische Zielkonzentration für Propofol. Ebenfalls führten die in den Probandeninfusionsstudien ermittelten pharmakokinetischen Daten zu den erwünschten Blutspiegelverläufen.

Literatur

1. Schüttler J, Schwilden H, Stoeckel H (1985) Pharmacokinetic and pharmacodynamic modelling of propofol (diprivan) in volunteers and surgical patients. Postgrad Med J [Suppl 3] 61:53
2. Schüttler J, Schwilden H, Stoeckel H (1985) Infusion strategies to investigate the pharmacokinetics and pharmacodynamics of hypnotic drugs: Etomidate as an example. Eur J Anaesth 2:133
3. Schwilden H, Schüttler J, Stoeckel H (1985) Quantitation of the EEG and pharmacodynamic modelling of hypnotic drugs: Etomidate as an example. Eur J Anaesth 2:121
4. Schüttler J, Schwilden H, Stoeckel H (1986) Pharmacokinetic-dynamic modeling of diprivan. Anesthesiology 65:A549
5. Schüttler J, Stoeckel H, Schwilden H (1986) Clinical pharmacokinetics of diprivan in volunteers and surgical patients. Anesthesiology 65:A555
6. Schüttler J, Kloos S, Schwilden H, Stoeckel H (in press) Total intravenous anaesthesia with propofol (diprivan) and alfentanil by computer assisted infusions. Anaesthesia
7. Stoeckel H, Schwilden H, Lauven PM, Schüttler J (1981) EEG parameters for evaluation of depth of anaesthesia. In: Vickers MD, Crul J (eds) Mass spectrometry in anaesthesiology (European Academy of Anaesthesiology 1). Springer, Berlin Heidelberg New York, pp 73–84

Totale intravenöse Anästhesie mittels interaktiver Infusionsdosierung von Propofol und Alfentanil

J. Schüttler, S. Kloos, H. Schwilden und H. Stoeckel

Die Entwicklung neuer intravenöser Anästhetika mit pharmakokinetischen und pharmakodynamischen Eigenschaften, die eine gute Steuerbarkeit der gewünschten pharmakologischen Effekte ermöglichen, läßt deren Anwendung bei der Verwirklichung von totalen intravenösen Anästhesietechniken sinnvoll erscheinen. Hier kam in der Vergangenheit vorzugsweise die Kombination Alfentanil/Etomidat zum Einsatz [6, 8]. Bekanntlich ist die längerdauernde Anwendung von Etomidat mit erheblichen Nebenwirkungen verbunden [3], die dazu führten, daß dieses Pharmakon primär nur noch zur Narkoseeinleitung Anwendung findet. Mit dem neuentwickelten intravenösen Anästhetikum Propofol steht nun ein Pharmakon zur Verfügung, das aufgrund seiner extrem kurzen Wirkdauer und der vorteilhaften pharmakokinetischen Eigenschaften [2, 7] für die Anwendung per infusionem in Kombination mit Alfentanil geeignet erscheint [9].

Methode

Es sollte die kombinierte Applikation von Propofol und Alfentanil durch mikroprozessor-gesteuerte Infusionspumpen im Rahmen einer totalen intravenösen Anästhesie untersucht werden [9]. Es wurden 20 Patienten mit allgemein-chirurgischen Eingriffen in die Studie einbezogen. Die Narkoseführung erfolgte durch die kombinierte Infusion von Propofol und Alfentanil. Beide Pharmaka wurden mit mikroprozessorgesteuerten Infusionspumpen appliziert. Dabei wurden aufgrund der pharmakokinetischen Daten exakt die Pharmakonmengen verabreicht [10], die zur Erzielung der vom Anästhesisten gewünschten Blutspiegel notwendig waren. Die pharmakokinetischen Daten zur Steuerung der Infusionen stammten aus bereits publizierten Studien zur Boluskinetik von Alfentanil [4] und Propofol [7]. Zur Narkoseeinleitung wurden folgende Pharmakonkonzentrationen vorgegeben: Propofol 2,5 µg/ml und Alfentanil 100 ng/ml. Die Muskelrelaxation erfolgte durch Vecuronium, das in einer Dosierung von $2+3$ mg vor der Intubation verabreicht wurde. Die Patienten wurden 3 min nach Infusionsbeginn intubiert und dann mit einem Luft/O_2-Gemisch(FiO$_2$ 0.5) normoventiliert. Blutdruck und Herzfrequenz wurden während der Einleitung in 1minütigem Abstand oszillotonometrisch (Dinamap) gemessen. Während der Operation wurden die Alfentanil-Blutspiegel dem chirurgischen Schmerzniveau interaktiv angepaßt. Die Blutspiegel von Propofol wurden mittels HPLC [2], und die von

Alfentanil mit Radioimmunoassay [5] bestimmt, um die Validität der computer-
gesteuerten Infusionspumpen zu überprüfen.

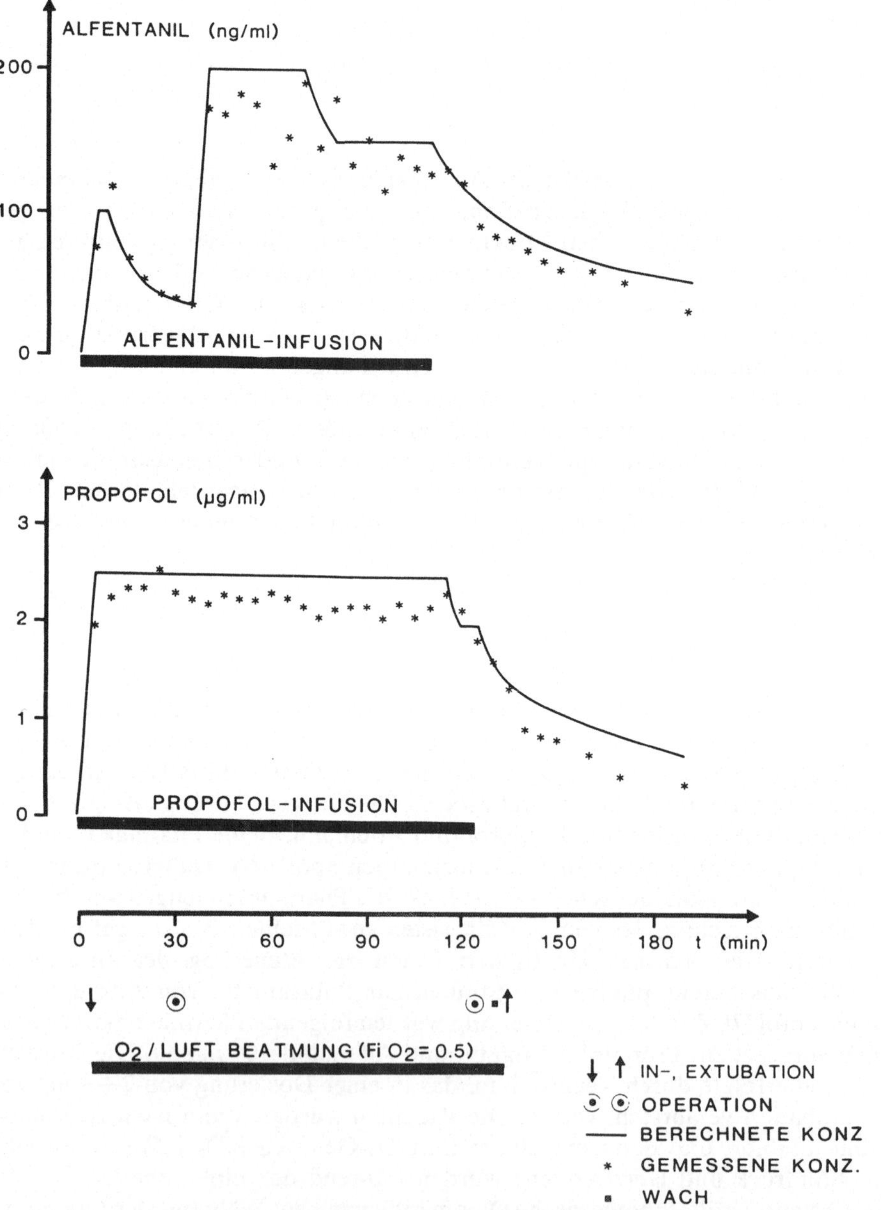

Abb. 1. Plasmaspiegel von Alfentanil (oben) und Blutspiegel von Propofol (unten) unter dem
beschriebenen Narkoseverfahren bei einem repräsentativen Fall

Ergebnisse

Abbildung 1 zeigt den zeitlichen Verlauf der vom Anästhesisten vorgegebenen Pharmakonkonzentrationen und die gemessenen Werte bei einem repräsentativen Fall. Das hämodynamische Verhalten während der Einleitungsphase konnte als stabil bezeichnet werden. Es kam bei keinem Patienten zu einem systolischen oder diastolischen Blutdruckabfall von mehr als 15%. Die Op.-Dauer betrug 104 ± 43 min. Die Patienten waren $7{,}9 \pm 3{,}4$ min nach OP-Ende wach und konnten im Mittel 4,0 min später spontan atmend extubiert werden (Tabelle 1) Die gemessenen Blutspiegel zeigten eine gute Übereinstimmung mit den während der Narkose gewünschten Konzentrationen, mit einem Verhältnis von $1{,}01 \pm 0{,}28$ für Alfentanil und $0{,}88 \pm 0{,}22$ für Propofol. Es kam zu keinen unerwünschten Wirkungen, weder während der Narkoseeinleitung noch in der Aufwachphase. Die interaktive Dosierung von Alfentanil gestattete eine adaptive Narkoseführung, wobei der Alfentanilplasmaspiegel dem jeweiligen intraoperativen Schmerzniveau angepaßt wurde. Für weniger schmerzhafte Ereignisse genügten Konzentrationen von 200–300 ng/ml, für stärkere nozizeptive Reize waren 300–500 ng/ml Alfentanil notwendig. Die Blutspiegel von Propofol dagegen konnten während der gesamten Narkoseführung nahezu konstant gehalten werden.

Diskussion

Die Ergebnisse dieser Untersuchung zeigen, daß durch die Anwendung von mikroprozessorgesteuerten Infusionspumpen, bei denen die Pharmakonapplikation auf pharmakokinetischen Prinzipien beruht, eine Optimierung der Dosierung ermöglicht wird. Mit den zur Infusionssteuerung verwendeten pharmakokinetischen Daten für Alfentanil und Propofol [4, 7] ließ sich eine gute Überein-

Tabelle 1. Klinische Daten (Mittelwert ± Standardabweichung) und die jeweiligen Pharmakonkonzentrationen (c = Konzentration im Blut bzw. Plasma) bei 20 Patienten mit computergesteuerter totaler intravenöser Anästhesie

			Propofol	Alfentanil
Operationsdauer	[min]	104 ± 43		
Infusionsdauer	[min]		$131 \pm 41{,}8$	$112 \pm 44{,}5$
Gesamtdosis	[mg]		$838{,}7 \pm 193{,}8$	$13{,}8 \pm 5{,}3$
			c (µg/ml)	c (ng/ml)
Max. therapeut. Konzentration			$2{,}42 \pm 0{,}43$	285 ± 72
Min. therapeut. Konzentration			$2{,}11 \pm 0{,}45$	148 ± 56
Erwachen post OP	[min]	$7{,}9 \pm 3{,}4$	$1{,}59 \pm 0{,}34$	142 ± 45
Extubation post OP/ Spontanatmung/Orientierung	[min]	$11{,}9 \pm 3{,}8$	$1{,}37 \pm 0{,}31$	136 ± 41
Verhältnis gemessen/ berechnete Konzentration	(n = 1073)		$0{,}88 \pm 0{,}22$	$1{,}01 \pm 0{,}28$

stimmung der gewünschten Pharmakonkonzentrationen mit den tatsächlich erreichten Blut- bzw. Plasmaspiegeln herstellen, wobei für Alfentanil (Tabelle 1) mit einem Verhältnis von gemessenen zu berechneten Plasmaspiegeln mit 1,01 ein nahezu optimales Ergebnis erzielt wurde. Die Variabilität der gemessenen Konzentrationen lag bei 22% für Propofol bzw. 28% für Alfentanil. Vom klinischen Aspekt konnte diese Narkoseform als praktikabel, ausgewogen und nebenwirkungsarm bezeichnet werden. Die Einleitungsphase verlief glatt und ohne störende Nebenwirkungen. Die sonst üblichen Blutdruckabfälle [1, 11] bei Bolusinjektion von relativ hohen Propofol-Dosen (2,5 mg/kg) konnten durch die Infusionsanwendung minimiert werden. Injektionsschmerzen traten bei Verwendung einer Unterarmvene als venösem Zugangsweg in keinem Fall auf. Die Steuerung der intraoperativen Narkosetiefe verlief problemlos. Es konnte jederzeit adäquat auf den chirurgischen Schmerzreiz reagiert werden, wobei die Alfentanil-Plasmaspiegel zwischen 200 und 500 ng/ml variierten. Die Infusion des Opiats wurde in der Regel 30 min vor Op.-Ende abgestellt. Die Propofol-Infusion lief bis zur letzten Hautnaht. Unter diesen Bedingungen konnte eine sehr schnelle Aufwachphase beobachtet werden. Die Patienten reagierten 7,9±3,4 min nach Op.-Ende auf Kommandos und konnten nach 11,9±3,8 min spontan atmend extubiert werden. Im weiteren Verlauf waren sie auffallend wach und bewußtseinsklar. Nausea wurde nur in einem Fall beobachtet.

Zusammenfassend läßt sich feststellen, daß durch die Kombination von neuen intravenösen Anästhetika mit modernen Dosierungsstrategien eine optimierte Narkoseführung im Rahmen der totalen intravenösen Anästhesie möglich wird. Darüber hinaus kann das beschriebene Narkoseverfahren vom klinischen Verlauf als angenehm und nebenwirkungsarm bezeichnet werden.

Literatur

1. Coates DP, Prys-Roberts C, Spelina KR, Monk CR, Norley I (1985) Propofol (diprivan) by intravenous infusion with oxide: dose requirements and haemodynamic effects. Postgrad Med J [Suppl 3] 61:76
2. Cockshott ID, Briggs LP, Douglas EJ (1987) Pharmacokinetics of propofol in female patients. Studies using single bolus injections. Br J Anaesth 59:1103
3. Engelhardt D, Doenicke A, Suttmann H, Küpper FJ, Braun S, Müller OA (1984) Der Einfluß von Etomidat und Thiopental auf ACTH- und Cortisolspiegel im Serum. Anästhesist 33:583
4. Schüttler J, Stoeckel H (1982) Alfentanil (R 39209) ein neues kurzwirkendes Opioid. Pharmakokinetik und erste klinische Erfahrungen. Anästhesist 31:10
5. Schüttler J, White PF (1984) Optimization of the radioimmunoassays for measuring fentanyl and alfentanil in human serum. Anesthesiology 61:315
6. Schüttler J, Schwilden H, Stoeckel H (1983) Pharmacokinetics as applied to total intravenous anaesthesia. Practical implications. Anaesthesia [suppl] 38:53
7. Schüttler J, Schwilden H, Stoeckel H (1985) Pharmacokinetic and pharmacodynamic modelling of propofol (diprivan) in volunteers and surgical patients. Postgrad Med J [Suppl 3] 61:53
8. Schüttler J, Stoeckel H, Schwilden H, Lauven PM (1986) Pharmakokinetisch begründete Infusionsmodelle für die Narkoseführung mit Alfentanil. In: Doenicke A (Hrsg) Alfentanil. Springer, Berlin Heidelberg New York Tokyo, S 542
9. Schüttler J, Kloos S, Schwilden H, Stoeckel H (in press) Total intravenous anaesthesia with propofol (diprivan) and alfentanil by computer assisted infusions. Anaesthesia

10. Schwilden H (1982) A general method for calculating the dosage scheme in linear pharmacokinetics. Eur J Clin Pharmacol 20:379
11. Stephan H, Sonntag H, Schenk HD, Kettler D, Khambata HJ (1987) Effects of propofol on cardiovascular dynamics, myocardial blood flow and myocardial metabolism in patients with coronary artery disease. Br J Anaesth 58:969

Einfluß von Disoprivan® und Disoprivan® + Fentanyl auf hämodynamische Parameter beim Menschen*

N. Mertes, E. Meinshausen, J. Theissen, C. Puchstein, H. van Aken und A. Heinecke

Einleitung

Seit mehreren Jahren wird in den meisten Ländern Europas das Spektrum der verfügbaren intravenösen Hypnotika durch Propofol (2,6-Diisopropylphenol) erweitert. Die wesentlichen Vorteile dieses neuen Hypnotikums zur Narkoseeinleitung sind eine rasche Schlafinduktion sowie eine sehr kurze Wirkdauer, so daß schnelles Erwachen und ausgezeichnete postoperative Vigilanz gewährleistet sind [5, 6, 12]. In vielen Untersuchungen über die hämodynamischen Auswirkungen einer Narkoseeinleitung mit Propofol wird ein Abfall des arteriellen Blutdrucks und ein Abfall des Herzzeitvolumens auch bei der jetzt gebräuchlichen Öl-in-Wasser-Emulsion beschrieben [1, 4, 7, 8, 9, 13].

In vorhergehenden Untersuchungen [1, 11] analysierten wir die hämodynamischen Auswirkungen der Narkoseeinleitung mit Propofol oder Propofol + Fentanyl in Kombination während Beatmung mit 70% Lachgas und 30% O_2. Um das hämodynamische Profil von Propofol näher zu untersuchen und mögliche Interaktionen zwischen verschiedenen zur Einleitung und Aufrechterhaltung der Anästhesie verwendeten Pharmaka festzustellen, sollte die vorliegende Untersuchung zeigen, ob auch die Narkoseeinleitung mit Propofol oder mit Propofol + Fentanyl unter Maskenbeatmung mit 100% O_2 ähnliche kreislaufdepressive Eigenschaften hat.

Methode

20 Patienten der ASA-Klassen I und II, die sich einem größeren bauchchirurgischen Eingriff unterziehen mußten, wurden randomisiert in 2 Gruppen eingeteilt und erhielten innerhalb 1 min in Gruppe I zur Narkoseeinleitung 2,5 ± 0,1 mg/ kg KG Disoprivan und in Gruppe II 2,5 ± 0,15 mg Disoprivan in Kombination mit 3 ± 0,2 µg/kg KG Fentanyl. Alle Patienten erhielten am Vorabend des Eingriffs als Prämedikation 2 mg Flunitrazepam p.o., am OP-Tag selbst wurden sie nicht prämediziert. Etwa 1 h präoperativ wurden in Lokalanästhesie eine periphere Vene und die A. radialis punktiert sowie über die Vena jugularis interna rechts ein pulmonal-arterieller Thermodilutionseinschwemmkatheter plaziert.

---

* Dieser Beitrag erschien zuerst in der Zeitschrift *Anesthesiology* (1986, 86:157–163); der Abdruck erfolgt mit freundlicher Genehmigung.

Nach einer 30minütigen Stabilisierungsphase und Gabe von 8–10 ml/kg KG Hydroxyäthylstärke zur Korrektur des intravasalen Volumendefizits wurden die Ausgangswerte bestimmt. Gemessen wurde die Herzfrequenz, systemische und pulmonal-arterielle Blutdruckwerte, zentraler Venendruck und pulmonaler Okklusionsdruck sowie das HZV jeweils zum Zeitpunkt 0 sowie 1, 3, 5 und 8 min nach Beginn der Hypnotikumgabe. Die statistische Auswertung wurde zwischen den Gruppen I und II mit dem Mann-Whitney-Wilcoxon-Test und innerhalb der Gruppe mit dem Friedman-Test vorgenommen. Die Patienten beider Gruppen waren von Alter, Körpergewicht und Körpergröße vergleichbar; eine therapiebedürftige Kreislauferkrankung lag bei keinem der untersuchten 20 Patienten vor.

Ergebnisse

Das Verhalten des system-arteriellen Blutdrucks und der Herzfrequenz ist in Abbildung 1 zu sehen. In Gruppe I fiel der system-arterielle Blutdruck um 26%, in Gruppe II um 30% zum Ausgangswert ab. Der mittlere arterielle Blutdruck fiel um maximal 25% in Gruppe I von 90 mm Hg auf 66 mm Hg und maximal 35% in Gruppe II von 102 mm Hg auf 92 mm Hg ab. Die Herzfrequenz war in Gruppe I nicht signifikant erniedrigt, in Gruppe II fiel nach 5 min die Frequenz jedoch um 18% im Vergleich zum Ausgangswert signifikant ab.

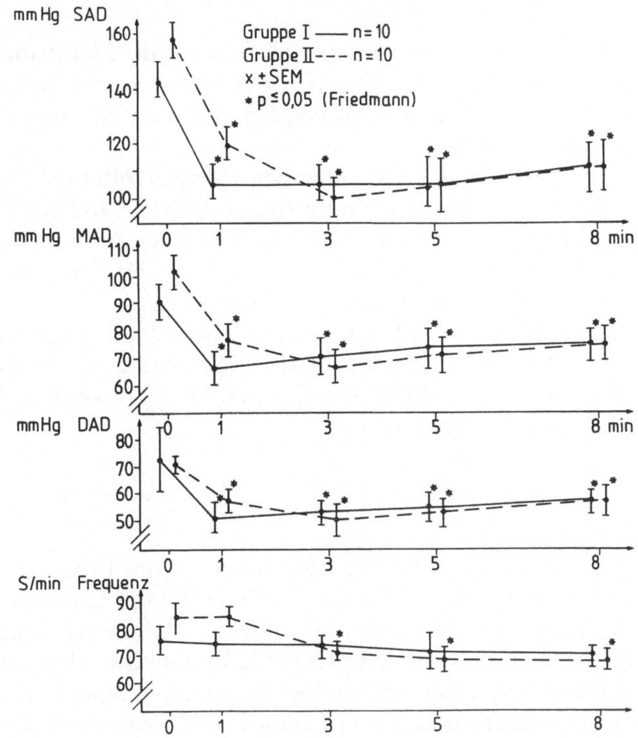

Abb. 1. Herzfrequenz, systolischer (SAD), diastolischer (DAD) und mittlerer (MAD) system-arterieller Druck zum Meßzeitpunkt 0 sowie 1, 3, 5 und 8 min nach Gabe von Propofol (I) oder Propofol + Fentanyl (II)

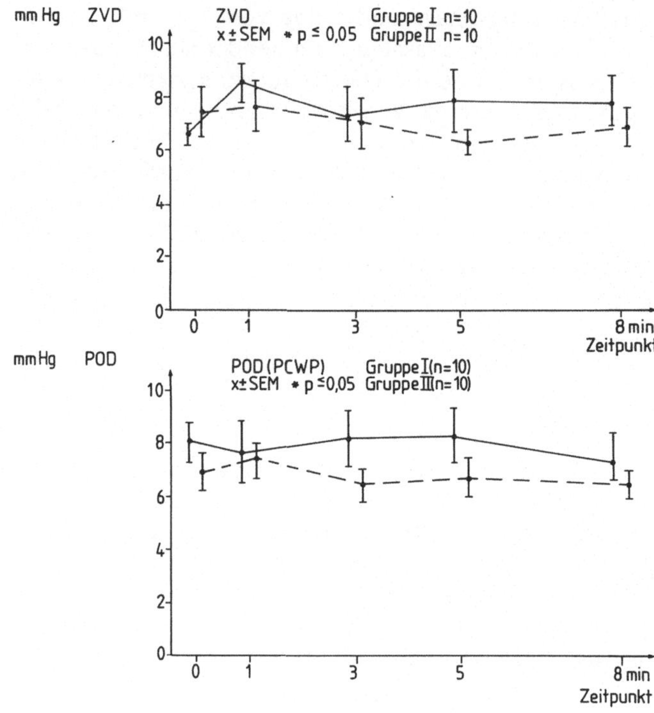

Abb. 2. Zentral-venöser Druck und Wedge-Druck vor sowie 1, 3, 5 und 8 min nach Gabe von Propofol (I) oder Propofol + Fentanyl (II)

Der zentrale Venendruck, der pulmonale Okklusionsdruck (Wedge) (Abb. 2) sowie die pulmonal-arteriellen Drücke blieben in beiden Gruppen unverändert. Ein nicht signifikanter Anstieg konnte zum Zeitpunkt der Maskenbeatmung festgestellt werden.

In Abb. 3 ist das Verhalten von Herzzeitvolumen, Herzindex und Schlagindex dargestellt. Nach Einleitung der Anästhesie fiel das HZV in beiden Gruppen signifikant auf respektive 82% und 79% des Ausgangswertes in Gruppe I und II ab. Das niedrigste gemessene HZV lag nach 3 min bei $4{,}9 \pm 0{,}4$ l/min, entsprechend einem Schlagindex von 36 ml/s/m^2.

Sowohl der peripher-vaskuläre Widerstand als auch der pulmonal-vaskuläre Widerstand blieben unter Narkoseeinleitung mit Propofol unverändert. In der Propofol-Fentanyl-Gruppe fiel der system-vaskuläre Widerstand um maximal 15% vom Ausgangswert ab.

Diskussion

Die Herzfrequenz bei Narkoseeinleitung mit Propofol alleine blieb unverändert. In Kombination mit Fentanyl jedoch fiel die Frequenz signifikant um 18% vom Ausgangswert ab. Propofol scheint also keine negativ-chronotropen Eigenschaften zu besitzen. Der fehlende Frequenzanstieg bei deutlich gesenkten Blutdruckwerten deutet zumindest auf einen gedämpften Barorezeptorenreflex hin. Bei der Kombination von Fentanyl und Propofol zur Narkoseeinleitung fällt je-

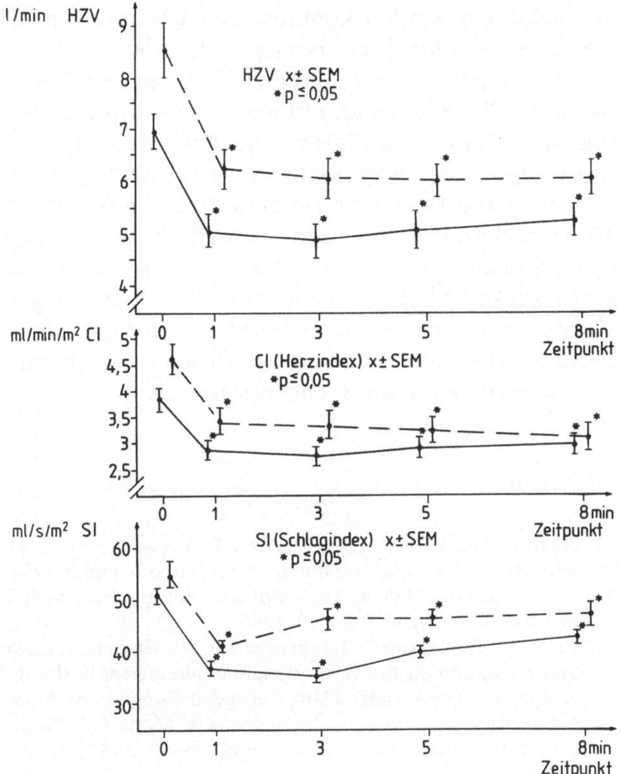

Abb. 3. Herzzeitvolumen, Cardiac index und Schlagindex bei Narkoseeinleitung mit Propofol (I) und Propofol + Fentanyl (II)

doch die Herzfrequenz signifikant ab und dürfte einen beträchtlichen Teil zur Senkung des Herzminutenvolumens beitragen.

Hinsichtlich der Blutdrucksenkung finden wir nach Bolusinjektion von 2,5 mg/kg KG Propofol unter Maskenbeatmung mit 100% Sauerstoff ähnlich starke Blutdruckabfälle wie in Voruntersuchungen mit Lachgas-Sauerstoffkombination [1, 11]. Vor allem in Gruppe I (Propofol alleine), wo sich der system-vaskuläre Widerstand nicht signifikant änderte, muß als Hauptursache für den Blutdruckabfall das deutlich erniedrigte Herzzeitvolumen angesehen werden (28% Abfall). In der Fentanyl-Propofol-Gruppe, wo der Blutdruckabfall insgesamt ausgeprägter war (maximal 35% Abfall), ist sicherlich zur Erklärung der leichte Abfall des peripheren Gefäßwiderstandes zu dem gleichzeitig deutlich abgefallenen Herzzeitvolumen heranzuziehen.

Diese Ergebnisse sprechen ebenso wie eine tierexperimentelle Untersuchung von Brüssel et al. [3] für einen offenbar substanzspezifischen inotrop-negativen Effekt des Propofol.

Die Narkoseeinleitung mit Propofol alleine oder mit Propofol in Kombination mit Fentanyl führt nach Bolusgaben zu ähnlichen hämodynamischen Veränderungen wie unter zusätzlicher Gabe von Lachgas. Die zusätzliche Gabe von Fentanyl führt nur zu geringen zusätzlichen kreislaufdepressiven Auswirkungen, ohne daß signifikante Unterschiede zwischen den von uns untersuchten Gruppen gefunden werden konnten. Der beschriebene kardiovaskuläre Effekt muß jedoch nicht unbedingt als ungünstig oder gefährlich angesehen werden, denn die Kombination von langsamer Herzfrequenz bei unverändertem oder erniedrigtem Gefäßwiderstand und negativer Inotropie führt zu einer erheblichen Verringerung des myokardialen Sauerstoffverbrauchs [2], auch wenn eine reduzierte Koronarperfusion angenommen werden muß. Insbesondere bei latenter Herzinsuffizienz und koronarer Herzkrankheit muß daher für Propofol, aber auch für Thiopental und Hypnomidate besonders vorsichtig dosiert werden, da die hämodynamischen Effekte sowohl von der Dosis als auch von der Injektionsgeschwindigkeit abhängen [10]. Vor allem zum Vergleich des hämodynamischen Verhaltens mit den verschiedenen Einleitungshypnotika fehlen bisher randomisierte prospektive Untersuchungen an ausreichend großem Patientenkollektiv zur sicheren Beurteilung der Substanzen.

Literatur

1. Aken H van, Meinshausen E, Prien T, Brüssel T, Heinecke A, Lawin P (1988) Hemodynamic effects of anesthesia induction with propofol and N_2O in man. Anesthesiology 86:157–163
2. Aun C, Major E (1984) The cardiorespiratory effect of ICI 35868 in patients with valvular heart disease. Anaesthesia 39:1096
3. Brüssel T, Vigfusson G, Lunkenheimer PP, Theissen J, Lawin P (1986) Influence of diprivan and etomidate on the cardiodynamic parameters in the dog. In: Bergmann H, Kramer H, Steinbereithner K (eds) VIIth European Congress of Anaesthesiology, Vienna (abstract)
4. Coates DP, Prys-Roberts C, Spelina KR, Monk CR, Norley I (1985) Propofol by i.v. infusion with nitrous oxide: Dose requirements and haemodynamic effects. Postgrad Med J [Suppl 3] 61:76
5. Glen JB, Hunter SC (1884) Differences between the emulsion and cremophor formulation of ICI 358, 868. Br J Anaesth 56:617–26
6. Glen JB, Hunter SC, Blackburn TW, Wood P (1985) Differences between the emulsion and cremophor formulation of propofol (diprivan; ICI 35868) (abstract). Br J Anaesth 56:807P
7. Grounds RM, Morgan M, Lumley J (1985) Some studies on the properties of the intravenous anaesthetic propofol (diprivan) – a review. Postgrad Med J [Suppl 3] 61:90–5
8. Grounds RM, Twigley AJ, Carli F, Whitwam JB, Morgan M (1985) The haemodynamic effects of intravenous induction. Comparison of the effects of thiopentone and propofol. Anaesthesia 40:735–40
9. Herregods L, Rolly G, Versichelen L, Rossel MT (1987) Propofol combined with nitrous oxide-oxygen for induction and maintenance of anaesthesia. Anaesthesia 42:360–5
10. Kling D, Jooss D, Käbisch S, Laubenthal H (1986) Comparative haemodynamic study of induction of anaesthesia with propofol (diprivan), thiopentone, methohexital, etomidate and midazolam in patients with coronary heart disease. In: Bergmann H, Kramer H, Steinbereithner K (eds) VII European Congress of Anaesthesiology 16:195 Abstract 789
11. Meinshausen E, Aken H van, Prien T, Brüssel T, Heinecke A (im Druck) Hämodynamik unter Propofol-Lachgasnarkosen: Auswirkungen einer Prämedikation mit Lormetazepam sowie einer additiven Fentanylgabe. Anästhesist
12. Riegler R, Neumark J, Spiss CK, Draxler V (1986) Preliminary clinical experience with propofol (diprivan): Short period anaesthesia. Anästh Intensivmed 27:112–5
13. Stephan H, Sonntag H, Schenk HD, Kettler D, Khambatta JH (1986) Effects of propofol on cardiovascular dynamics, myocardial blood flow and myocardial metabolism in patients with coronary artery disease. Br J Anaesth 58:969–75

Der Einfluß von Fentanyl und endotrachealer Intubation auf die hämodynamischen Effekte der Anästhesieeinleitung mit Propofol/N₂O beim Menschen

H. van Aken, E. Meinshausen, T. Prien, T. Brüssel, A. Heinecke
und P. Lawin

In früheren Studien über die hämodynamischen Effekte der Narkoseeinleitung mit Propofol, einem Phenolderivat (2,6-Diisopropylphenol) wurde über einen signifikanten Abfall sowohl des systolischen wie des diastolischen arteriellen Blutdrucks bei stark sedierten Patienten mit KHK [2] und bei Patienten mit Veränderungen an der Aorten- und Mitralklappe [3] berichtet. In diesen Untersuchungen wurde die Zubereitung Cremophor des Propofol benutzt. Da die cremophorhaltigen Anästhetika mit signifikant häufigerem Auftreten anaphylaktoider Reaktionen einhergehen, wurde Propofol in neuer galenischer Form als wäßrige Emulsion herausgebracht (1% Propofol, 10% Sojabohnenöl, 2,25% Glycerol und 1,2% Phosphatid aus dem Ei; [14]. Mit der neuen Zubereitung zur Narkoseeinleitung beobachtete man einen signifikanten Abfall des arteriellen Drucks zusammen mit einer leichten Abschwächung der Herzleistung bei gesunden Personen, die normale Luft [10] oder 100%igen Sauerstoff [16] atmeten.

Propofol mit seiner kurzen Wirkungsdauer und raschen Eliminationsphase [1] schien eigentlich das ideale pharmakologische Profil für den Einsatz bei kurzen operativen Eingriffen zu haben. Doch sind die erreichbaren Anästhesiequalitäten bei den Hypnotika oft nicht für eine Operation ausreichend, so daß zusätzliche Substanzen mit analgesierender Wirkung, wie z. B. Stickoxidul oder Narkotika, benötigt werden. Daher wurden die hämodynamischen Effekte der Anästhesieeinleitung mit Propofol (neue Zubereitung), allein oder in Kombination mit Fentanyl, bei Patienten untersucht, die 30%igen Sauerstoff in Stickoxidul atmeten. Das zweite Ziel dieser Studie war es, die hämodynamischen Reaktionen nach endotrachealer Intubation bei der Anästhesie mit Propofol/Stickoxidul und Propofol/Fentanyl/Stickoxidul auszuwerten.

Material und Methoden

Vierzig Patienten mit Arteriosklerose des Stadiums I–II, bei denen größere Bauch- oder gefäßchirurgische Eingriffe geplant waren, wurden untersucht. Die Studie wurde von seiten der Ethikkommission gebilligt und nach entsprechender Aufklärung wurde die Zustimmung von allen Patienten eingeholt. Patienten waren für die Studie nicht geeignet, wenn sie eine Allergieanamnese aufwiesen, fettsüchtig waren (> 120% des Idealgewichts) oder Symptome oder Befunde einer Leber-, Nieren-, hämatologischen oder Stoffwechselkrankheit zeigten. Alle Patienten wurden mit 1 mg Lormetazepam (Benzodiazepin) p.o. 2 h vor Narkosebeginn prämediziert. Beim Eintreffen im Vorbereitungsraum wurden die EKG-Sonden angelegt und eine modifizierte V5-Ableitung kontinuierlich aufgezeichnet. Nach Lokalanästhesie wurden Kanülen in eine periphere Vene und eine A. radialis eingeführt. Während der Untersuchungsperiode wurde eine intravenöse Dauerinfusion mit Ringer-Laktatlösung bei einer Geschwindigkeit von 10 ml/kg/h gegeben. Ein flußgerichteter Thermodilutionsballonkatheter wurde über die V. jugularis interna in die Pulmonalarterie eingeführt. Alle Druckwerte wurden mit einem Druckübertragungsgerät (Gould P23ID, Goujold Inc., Oxnard, CA) aufgezeichnet und kontinuierlich auf einem Vierkanalschreiber wiedergegeben. Die Herzleistung (Cardiac output Computer 9510, American Edwards Laboratories, Irvine, CA) wurde mit der Thermodilutionstechnik unter Verwendung eisgekühlter Glukoselösung bestimmt. Für jede Bestimmung der Herzleistung gewann man den Durchschnittswert aus 2 Meßwerten. Die folgenden Grunddaten wurden 20 min nach Einsetzen aller angegebenen Katheter gewonnen: Herzfrequenz ("heart rate", HR), systolischer (SAP), diastolischer (DAP) und mittlerer (MAP) arterieller Blutdruck, systolischer (PAS), diastolischer (PAD) und mittlerer (PAP) Druck der A. pulmonalis, pulmonaler Kapillardruck (PCP), zentral-venöser Druck (CVP), Herzleistung ("cardiac output" CO), arterieller pH (pHa), pO_2 (p_aO_2) und pCO_2 (p_aCO_2). Der systemische Gefäßwiderstand ("systemic vascular resistance", SVR), der pulmonale Gefäßwiderstand (polmonary vascular resistance) und das Schlagvolumen (SV) wurden mit Hilfe von Standardformeln errechnet [17].

Die Patienten wurden zufällig in 4 Untersuchungsgruppen aufgeteilt. In Gruppe A wurde Propofol (etwa 2,5 mg/kg KG) i.v. über 60 s injiziert. Bei Erlöschen des Lidreflexes wurden die Patienten manuell mit 30%igem Sauerstoff in Stickoxidul über eine gut sitzende Atemmaske beatmet, wobei man sorgfältig einen erhöhten Druck auf die Atemwege vermied. Bei 1, 3, 5, 8 und 10 min nach Beginn der Propofolinjektion wurden die entsprechenden hämodynamischen Variablen wieder gemessen (die arteriellen Blutgase wurden 5 und 10 min später bestimmt). In Gruppe B ging man ebenso vor, außer daß der Dosis des Propofol eine Injektion von 3 µg/kg KG Fentanyl i.v. direkt vorausging. Patienten der Gruppen C und D wurden in derselben Weise wie die Gruppen A und B behandelt, doch wurden sie zusätzlich endotracheal intubiert: Im Anschluß an die manuelle Beatmung wurden 100 µg/kg KG Vecuronium i.v. verabreicht. Vier Minuten nach Beginn der Propofolinjektion erfolgte die direkte Laryngoskopie und das Einsetzen einer nasalen Magensonde und eines Orotrachealtubus innerhalb von 45 s, und zwar in allen Fällen durch die gleiche Person. Die Zeitpunkte, an denen die Daten gewonnen wurden, waren für die Gruppen C und D die gleichen wie für die Gruppen A und B.

Die vorgestellten Meßdaten sind Mittelwerte ± Standardabweichung. Zum statistischen Vergleich der Mittelwerte innerhalb einer Gruppe wurde der Friedman-Test angewandt. Zum statistischen Vergleich der Mittelwerte zwischen den Gruppen A und B und der Gruppen C und D wurde der Mann-Whitney-Wilcoxon-Test angewandt. Statistisch signifikante Unterschiede wurden bei $p \leq 0,05$ festgelegt [23].

Ergebnisse

Die demographischen Daten der Patienten sind in Tabelle 1 zusammengefaßt. Es gibt keine signifikanten Unterschiede zwischen den Gruppen hinsichtlich des Alters, des Gewichts, der Größe und der Körperoberfläche ("body surface area", BSA). Tabelle 2 zeigt die Art der Operation, vorbestehende Herz-Kreislauf-Erkrankungen und medikamentöse Dauerbehandlung an. Es gab hier zwischen den Gruppen keine signifikanten Unterschiede. Die Propofoldosen, die zum Erlöschen des Lidreflexes in den Gruppen A–D erforderlich waren, betrugen 2,4±0,1 bzw. 2,4±0,2 bzw. 2,3±0,1 bzw. 2,3±0,1 mg/kg KG (nicht signifikant). Die hämodynamischen Veränderungen nach Narkoseeinleitung findet man in den Tabellen 3 und 4. Zwischen den 4 Gruppen gab es keine statistisch signifi-

Tabelle 1. Charakteristika der Patienten. Daten sind Mittelwerte ± Standardabweichung (n = 10 in jeder Gruppe)

	Gruppe A (Propofol)	Gruppe B (Propofol, Fentanyl)	Gruppe C (Propofol, Intubation)	Gruppe D (Propofol, Fentanyl, Intubation)
Alter [Jahre]	59,1±3,0	57,5±2,8	53,5±1,9	60,8±2,9
Größe [cm]	172,1±2,9	175,5±1,7	171,9±2,4	168,60±2,1
Gewicht [kg]	73,8±4,0	75,8±3,7	70,2±2,4	64,7±4,1
Körperoberfläche [m²]	1,86±0,06	1,91±0,04	1,82±0,04	1,73±0,05

Tabelle 2. Kardiovaskuläre Erkrankungen, Dauermedikation und Art des Eingriffs (n = 10 in jeder Gruppe)

	Gruppe A	Gruppe B	Gruppe C	Gruppe D
Kardiovaskuläre Erkrankung				
Ischämische Herzerkrankung[a]	6	4	6	5
Systemische Hypertonie[b]	2	3	1	1
Dauermedikation				
Antihypertensiva	1	1	0	0
Antiarrhythmika	2	0	3	1
Diuretika	2	0	1	1
β-Rezeptorenblocker	1	0	0	0
Art des Eingriffs				
1) Gefäßchirurgie				
Aortobifemoraler Bypass	4	3	4	4
Femoropoplitealer Bypass	2	2	1	2
2) Abdominal				
Gastrektomie	2	1	2	1
Whipple-Operation	2	3	2	2
Verschiedene	0	1	1	1

[a] Demonstriert in einem präoperativen EKG, 12 Ableitungen.
[b] Systolischer Blutdruck ≥ 160 mm Hg und/oder diastolischer Blutdruck ≥ 95 mm Hg.

Tabelle 3. Hämodynamische Daten (Mittelwerte ± Standardabweichung, $n = 10$ in jeder Gruppe) bei der Narkoseeinleitung in Gruppe A (Propofol $2,4 \pm 0,1$ mg/kg) und Gruppe B (Fentanyl 3 µg/kg, Propofol $2,4 \pm 0,2$ mg/kg)

	Wach	1	3	5	8	10
Gruppe A						
HR [Schläge·min^{-1}]	87 (6)	89 (4)	87 (6)	85 (5)	83 (5)	81 (5)
SAP [mm Hg]	166 (9)	150 (10)	124 (7)*	124 (7)*	112 (7)*	115 (7)*
DAP [mm Hg]	70 (4)	65 (4)	60 (5)*	60 (5)*	57 (5)*	56 (5)*
MAP [mm Hg]	102 (5)	91 (6)	81 (5)*	81 (6)*	75 (5)*	78 (6)*
PAS [mm Hg]	27,5 (2,7)	23,6 (2,9)	23,2 (2,3)	25,1 (2,5)	24,3 (2,3)	26,0 (2,6)
PAD [mm Hg]	5,8 (1,2)	6,6 (1,5)	8,1 (1,2)	7,8 (1,0)	8,1 (0,8)	6,1 (0,9)
PAP [mm Hg]	14,9 (1,5)	15,1 (1,7)	14,9 (1,5)	14,7 (1,5)	14,7 (1,4)	15,5 (1,4)
CVP [mm Hg]	2,3 (0,6)	2,9 (0,7)	5,1 (1,4)	5,8 (1,3)*	4,9 (1,2)	5,6 (1,0)*
PCWP [mm Hg]	3,1 (0,5)	4,5 (0,9)	4,0 (0,8)	4,5 (0,8)	3,9 (0,8)	3,5 (0,6)
CO [l·min^{-1}]	7,5 (0,7)	6,1 (0,5)	6,2 (0,5)	5,8 (0,5)*	5,6 (0,4)*	6,2 (0,7)
SV [ml·Schlag^{-1}]	88,1 (8,0)	69,1 (6,1)	73,1 (7,0)	68,8 (5,2)*	68,7 (5,5)*	78,4 (8,5)
SVR [dyn·s·min^{-5}]	1135 (106)	1240 (129)	1053 (134)	1121 (139)	1070 (131)	1015 (121)
PVR [dyn·s·min^{-5}]	137 (24)	151 (32)	148 (20)	146 (16)	162 (16)	173 (26)
Gruppe B						
HR [Schläge·min^{-1}]	80 (3)	79 (3)	68 (1)*+	65 (1)*+	63 (2)*+	62 (2)*+
SAP [mm Hg]	160 (5)	135 (8)	98 (6)*+	87 (6)*+	84 (6)*+	84 (6)*+
DAP [mm Hg]	71 (3)	62 (4)	48 (3)*	43 (2)*+	42 (3)*+	43 (3)*+
MAP [mm Hg]	102 (5)	85 (6)	63 (4)*+	58 (4)*+	56 (4)*+	57 (4)*+
PAS [mm Hg]	23,8 (2,1)	21,8 (1,7)	21,7 (1,5)	21,5 (1,9)	23,1 (1,9)	23,9 (2,2)
PAD [mm Hg]	6,4 (1,1)	8,6 (1,1)	7,6 (1,0)	8,4 (1,0)	8,1 (1,2)	8,2 (1,1)
PAP [mm Hg]	14,1 (1,6)	14,7 (1,4)	14,1 (1,3)	14,1 (1,2)	14,5 (1,3)	14,6 (1,4)
CVP [mm Hg]	2,9 (0,5)	4,2 (0,5)	5,1 (0,7)*	4,2 (0,8)	5,4 (0,8)*	6,2 (0,9)*+
PCWP [mm Hg]	3,6 (0,7)	5,6 (1,1)	5,3 (0,88)	6,2 (0,8)*	6,3 (1,0)*	6,2 (0,9)*
CO [l·min^{-1}]	7,9 (0,7)	6,3 (0,6)	5,4 (0,5)*+	5,4 (0,5)*	5,1 (0,5)*	5,1 (0,5)*
SV [ml·Schlag^{-1}]	99,4 (7,6)	79,7 (7,4)*	79,4 (7,5)*	81,9 (7,8)*	81,9 (8,3)*	83,8 (8,9)*
SVR [dyn·s·min^{-5}]	1078 (107)	1058 (150)	918 (74)	833 (54)*	819 (59)*	825 (56)*
PVR [dyn·s·min^{-5}]	109 (12)	128 (15)	142 (18)	127 (15)	133 (12)	140 (16)

Vergleich zu den Wachwerten innerhalb der Gruppe: * $p \leq 0,05$
Vergleich zwischen den Gruppen: + $p \leq 0,05$

kanten Unterschiede bezüglich der Grundwerte. Die Daten der Blutgasanalyse sind in Tabelle 5 zusammengefaßt. Hinsichtlich des p_aO_2 und p_aCO_2 gab es keine statistisch signifikanten Unterschiede zwischen den Gruppen zu den 3 Zeitpunkten.

Einleitung der Anästhesie ohne endotracheale Intubation
(Gruppen A und B; Tabelle 3)

In beiden Gruppen verringerte sich das Schlagvolumen direkt nach der Injektion der Substanzen und blieb für den weiteren Beobachtungszeitraum auf dieser Höhe. Der Abfall des Schlagvolumens lag in der Größenordnung von 15–20 ml/Schlag. In Gruppe A gab es keine Veränderung der Herzfrequenz. Die Kombination von Propofol und Fentanyl führte jedoch zu einem signifikanten Abfall der HR, der 3 min nach Injektion der Substanzen einsetzte und für den restlichen Beobachtungszeitraum anhielt. In beiden Gruppen fielen SAP, MAP, DAP und CO sofort nach Injektion ab ($p \leq 0,05$).

Tabelle 4. Hämodynamische Daten (Mittelwerte ± Standardabweichung) (n = 10 in jeder Gruppe) während Narkoseeinleitung in Gruppe C (Propofol 2,3 ± 0,1 mg/kg, Vecuronium 100 µg/kg) und Gruppe D (Propofol 2,3 ± 0,1 mg/kg, Fentanyl 3 µg/kg, Vecuronium 100 µg/kg). Endotracheale Intubation in der 4. Minute

	Wach	1	3	5	8	10
Gruppe C						
HR [Schläge·min^{-1}]	83 (4)	84 (4)	78 (4)	90 (5)	83 (3)	80 (4)
SAP [mmHg]	157 (6)	142 (8)	110 (7)*	173 (9)*	136 (6)	136 (7)
DAP [mmHg]	67 (2)	59 (4)	55 (3)*	84 (4)*	63 (3)	66 (4)
MAP [mmHg]	98 (4)	85 (5)	75 (5)*	115 (5)*	91 (4)	92 (5)
PAS [mmHg]	22,1 (1,9)	19,5 (1,5)	18,2 (1,2)	24,7 (1,8)	22,5 (1,8)	23,1 (1,9)
PAD [mmHg]	6,2 (1,1)	6,6 (0,8)	5,8 (0,7)	9,3 (1,3)	7,7 (1,2)	7,3 (0,7)
PAP [mmHg]	12,0 (1,2)	11,9 (0,8)	10,8 (0,7)	15,4 (1,2)*	13,3 (1,2)	13,8 (0,9)
CVP [mmHg]	2,1 (0,6)	3,5 (0,8)	4,3 (1,0)	4,1 (0,9)*	3,8 (0,9)*	3,8 (0,9)*
PCWP [mmHg]	3,9 (0,6)	3,7 (0,7)	3,8 (0,6)	5,3 (0,9)	4,0 (0,9)	4,7 (0,7)
CO [l·min^{-1}]	7,0 (0,5)	5,8 (0,5)	6,2 (0,5)	6,5 (0,5)	7,1 (0,6)	6,2 (0,4)
SV [ml·Schlag^{-1}]	84,7 (4,5)	70,5 (5,9)	75,1 (7,0)	72,9 (4,7)	86,7 (6,5)	78,1 (4,4)
SVR [dyn·s·min^{-5}]	1123 (63)	1180 (113)	957 (95)	1422 (97)	1031 (83)	1180 (98)
PVR [dyn·s·min^{-5}]	94 (12)	116 (14)	92 (7)	128 (10)*	110 (10)	122 (13)
Gruppe D						
HR [Schläge·min^{-1}]	83 (5)	83 (4)	72 (6)*	90 (6)	76 (6)	74 (7)
SAP [mmHg]	149 (10)	126 (7)*	92 (7)*	142 (11)[+]	118 (11)*	107 (10)*[+]
DAP [mmHg]	66 (4)	57 (3)	45 (4)*[+]	72 (5)	58 (5)	53 (5)*[+]
MAP [mmHg]	95 (5)	76 (4)*	61 (5)*	97 (7)	80 (7)*	71 (7)*[+]
PAS [mmHg]	21,8 (1,4)	20,1 (1,6)	17,8 (1,3)	24,7 (2,5)	22,5 (1,6)	20,9 (1,3)
PAD [mmHg]	4,0 (0,3)	5,8 (1,1)	5,2 (0,5)	8,9 (1,8)*	6,0 (1,3)*	5,7 (1,1)*
PAP [mmHg]	10,8 (0,9)	11,4 (1,2)	10,4 (1,0)	16,1 (1,9)*	12,6 (1,2)	12,2 (1,2)
CVP [mmHg]	2,4 (0,5)	4,1 (0,8)	3,4 (0,8)	5,5 (0,8)*	5,2 (0,6)*	4,9 (0,9)*
PCWP [mmHg]	2,0 (047)	3,1 (0,8)	3,2 (0,8)	4,5 (1,1)	3,4 (0,8)	3,2 (0,7)
CO [l·min^{-1}]	6,6 (0,5)	4,6 (0,2)*[+]	4,8 (0,4)*[+]	6,2 (0,5)	4,7 (0,3)*[+]	5,1 (0,4)*
SV [ml·Schlag^{-1}]	80,2 (5,1)	56,9 (3,0)*	68,1 (5,5)*	71,3 (7,1)*	64,2 (4,6)*[+]	71,2 (6,0)*
SVR [dyn·s·min^{-5}]	1172 (101)	1260 (60)	1026 (129)	1277 (158)	1327 (151)	1083 (109)
PVR [dyn·s·min^{-5}]	111 (11)	148 (16)	127 (14)	168 (30)*	159 (16)*	151 (18)

Vergleich zu den Wachwerten innerhalb der Gruppe: * p ≤ 0,05
Vergleich zwischen den Gruppen: [+] p ≤ 0,05

Tabelle 5. Arterielle Blutgase und pH vor und nach Anästhesieeinleitung. Daten sind Mittelwerte ± Standardabweichung (n = 10 in jeder Gruppe)

	Wach			[min nach Intubation] 5			10		
	pH	p_{O_2}	p_{CO_2}	pH	p_{O_2}	p_{CO_2}	pH	p_{O_2}	p_{CO_2}
Gruppe A	7,4 (0,01)	83 (6)	38 (1)	7,38 (0,01)	162 (11)	40 (2)	7,36 (0,02)	153 (11)	41 (2)
Gruppe B	7,4 (0,01)	78 (3)	37 (1)	7,38 (0,01)	140 (13)	38 (2)	7,4 (0,01)	138 (11)	37 (2)
Gruppe C	7,4 (0,01)	83 (5)	38 (3)	7,38 (0,01)	130 (14)	39 (2)	7,39 (0,02)	131 (13)	38 (3)
Gruppe D	7,4 (0,34)	77 (3)	37 (4)	7,37 (0,2)	135 (13)	37 (3)	7,37 (0,04)	141 (9)	37 (3)

Diese Verringerung der arteriellen Druckwerte und der Herzleistung (CO) war 3 min nach Beginn der Propofolinjektion und danach signifikant; sie war in Gruppe B ausgeprägter als in Gruppe A (p ≥ 0,05). Der PAP änderte sich in beiden Gruppen nicht signifikant. Der SVR änderte sich nicht in Gruppe A, verringerte sich aber in Gruppe B (p ≤ 0,05). In beiden Gruppen erhöhten sich CVP und PCP. Dieser Trend war in Gruppe B ausgeprägter, in der man signifikante Anstiege von CVP und PCP beobachten konnte; dagegen war dieser Trend in Gruppe A nur beim CVP signifikant.

Einleitung der Anästhesie und nachfolgende endotracheale Intubation (Gruppen C und D; Tabelle 4)

Bis zum Zeitpunkt, an dem die Laryngoskopie durchgeführt wurde, verliefen die hämodynamischen Veränderungen in Gruppe C ähnlich wie in Gruppe A und jene in Gruppe D ähnlich wie in Gruppe B: SV fiel ab, HR blieb bei Propofol allein unverändert, während die Kombination mit Fentanyl zu einem signifikanten Abfall von HR führte; SAP, MAP, DAP und CO fielen ab (diese Änderungen waren in der Kombination von Propofol und Fentanyl ausgeprägter); PAP blieb unverändert CVP und PCP stiegen in gewissem Maße, aber nicht signifikant an.

Direkt nach der Laryngoskopie (Zeitpunkt 5 min) stieg HR in beiden Gruppen, doch nicht signifikant über die Grundwerte an; SAP, MAP und DAP kehrten in Gruppe D auf die Grundwerte zurück, während sie in Gruppe C signifikant höher als diese lagen. In beiden Gruppen lag der PCP direkt nach der endotrachealen Intubation signifikant höher als die Grundwerte. Beim CVP und PCP sah man keine bedeutenden Effekte durch die endotracheale Intubation, mit Ausnahme eines leichten Anstiegs des CVP über die Grundwerte in Gruppe D (p ≤ 0,05). Das Schlagvolumen wurde nicht beeinträchtigt und blieb in beiden Gruppen niedrig. Die Herzleistung kehrte in beiden Gruppen auf die Grundwerte zurück, blieb aber um etwa 0,5 l/min reduziert. In Gruppe C war das hämodynamische Muster 3 und 5 min nach der Laryngoskopie (Zeitpunkt 8 min und 10 min) unverändert von den Basiswerten, außer daß CVP auf einem leicht erhöhten Wert stehenblieb (p ≤ 0,05). Dieser Abfall des arteriellen Drucks und des CO waren ebenfalls signifikant, wenn man sie mit Gruppe C zum Zeitpunkt 10 min bzw. 8 min verglich; SV blieb in dieser Gruppe erniedrigt (p ≤ 0,05); PAP kehrte auf Grundwerte zurück, während CVP und PCP auf leicht erhöhter Stufe stehenblieben.

Diskussion

Wir untersuchten in dieser Studie den Effekt einer Kombination von Propofol und N_2O, da N_2O häufig als ergänzendes Anästhetikum direkt nach der Einleitung mit intravenösen Substanzen gegeben wird. Um eine noch bessere Analgesie zu erreichen, kann auch der zusätzlich Einsatz von Opiaten notwendig sein. Daher wurde auch der Effekt dieser Kombination (Propofol/N_2O/Fentanyl) untersucht. Die Grundwerte für arteriellen Druck, Herzfrequenz und Herzleistung zeigen, daß trotz Prämedikation mit 1 mg Lormetazepam p. o. 2 h vor dem Eintreffen im Vorbereitungsraum zumindest einige der Patienten vor der Narkoseeinleitung ängstlich waren. So kann man die beobachteten Veränderungen der hämodynamischen Parameter z.T. als „Normalisierung" interpretieren. Doch waren Veränderungen des Blutdrucks, der Herzleistung und des Schlagvolumens ausgeprägter als jene, die man im Tiefschlaf bei gesunden Freiwilligen sah [19]. Vorangegangene Untersuchungen über die Effekte der Narkoseeinleitung mit der wäßrigen Emulsion von Propofol haben gegensätzliche Daten gebracht. Diese können, in gewissem Maße, unterschiedlichen Aufzeichnungsprotokollen zugeschrieben werden. Bei Patienten, die normale Luft atmen, fanden Fahmy et al. einen Abfall des MAP aufgrund eines Abfalls des SVR, während CO unverändert blieb [10]. Im Gegensatz hierzu berichteten Prys-Roberts et al. [26] und Coates et al. [7] bei Patienten, die 66%iges Stickoxidul in Sauerstoff atmeten, während sie eine konstante Infusion mit 50 µg/kg/min Propofol i.v. erhielten, über einen Abfall des MAP, der durch den Abfall von SV und CO herbeigeführt sein konnte. Ähnlich beobachteten wir in der vorliegenden Studie einen signifikanten Abfall des MAP, der vornehmlich auf dem reduzierten SV und CO beruhte, während SVR nur geringe Änderungen zeigte. So sind die Unterschiede der hämodynamischen Muster von Propofol/N_2O und Propofol/Sauerstoff oder Luft wahrscheinlich das Ergebnis der kardiovaskulären Wirkung von Stickoxidul in Kombination mit Propofol.

Eisele wies nach, daß N_2O eine 15–20%ige Reduktion der Herzleistung als Resultat sowohl eines Abfalls von HR als auch der Kontraktilität hervorruft und einen 20%igen Anstieg des SVR bewirkt [9]. Tierversuchsreihen lassen vermuten, daß ein Anstieg des SVR auf einer vermehrten Aktivität des Sympathikus beruht [13]. Neben den Effekten des Stickoxidul muß man eine negativ-inotrope Wirkung des Propofol in Betracht ziehen. In einem Kaninchenversuchsmodell konnte man kürzlich zeigen, daß Propofol negativ-inotrope Wirkungen ausübt. Eine Bolusinjektion von 2,5 mg/kg KG Propofol verursacht einen signifikanten Spannungsabfall des myokardialen Netzwerks [21], während man nach Injektion von 0,3 mg/kg KG Etomidat keinen Abfall feststellte [6]. Schließlich muß man das Verhältnis Dosis: Reaktion bei der Depression des Herz-Kreislauf-Systems betrachten. Frühere Berichte, die behaupteten, die Cremophorzubereitung wirke sich stabilisierend auf das kardiovaskuläre System aus, stützten sich auf geringere Einleitungsdosen [4, 12, 18] als die bei der wäßrigen Lösung von Propofol benötigten [8], die allgemein bei 2,5 mg/kg KG angesetzt wird [10, 24, 29, 31]. Briggs et al. erwähnen, daß die Depression des Herz-Kreislauf-Systems durch die Cremophorzubereitung dosisabhängig und bei einer Dosis über 2 mg/kg KG eher ausgeprägt sei [17].

Die vorliegende Studie bestätigt das Fehlen einer ansteigenden Herzfrequenz bei Propofol [2, 8, 16, 24, 26, 29, 31]. Die Änderung der HR in Beziehung zum durch die intravenösen Substanzen verursachten Abfall des arteriellen Blutdrucks ist variabel [27]. Mit fallendem Blutdruck wird man ein reflexartiges Ansteigen der HR erwarten.

Prys-Roberts berichtet darüber, daß Propofol die Baroreflexe neu einstellt, so daß sie eine langsamere Herzfrequenz bei niedrigeren arteriellen Druckwerten zulassen [25].

Die zusätzliche Gabe von Fentanyl (Gruppe B und D) führt zu einem weiteren signifikanten Abfall des arteriellen Drucks und der Herzleistung. Es kommt ebenso zu einem signikanten Abfall der HR. Kleine Verminderungen der HR und möglicherweise des Blutdrucks kommen nach der Gabe Fentanyl vor [15, 30], v. a. bei Patienten, die kein Atropin erhalten haben [20]. Zusätzlich kann man erwarten, daß eine negativ-inotrope Wirkung des Propofols durch zusätzliches Fentanyl verstärkt wird, in ähnlicher Weise wie beim zusätzlichen negativ-inotropen Effekt einer Kombination von Diazepam und Fentanyl [28]. Unsere Daten stimmen mit Beobachtungen überein, die im Anschluß an die Cremophorzubereitung des Propofols gemacht wurden, wo der größte Blutdruckabfall auftrat, wenn das Medikament Patienten gegeben wurde, die gleichzeitig Opiate erhalten hatten [5].

Es kam zu einer bescheidenen Hypertonusreaktion direkt nach endotrachealer Intubation, wenn Propofol mit Stickoxidul gegeben wurde (Gruppe C); dies wurde erreicht mit der Kombination von Propofol und 3 µg/kg KG Fentanyl (Gruppe D). Dieser Befund stimmt mit früheren Forschungsarbeiten überein, in denen Anästhetika mit Fentanyl kombiniert wurden, um Kreislaufreaktionen auf die endotracheale Intubation abzuschwächen [22].

Jedoch erzeugt die Kombination von Fentanyl und Propofol eine bedeutende hämodynamische Depression vor und 3 bzw. 5 min nach der endotrachealen Intubation.

Die übrigen hämodynamischen Parameter, die in dieser Studie bestimmt wurden (PAP, PCP, CVP, SVR), zeigen nur geringe und klinisch nicht signifikante Veränderungen. Die Anstiege des CVP und PCP kann man zum Teil erhöhtem intrathorakalem Druck zuschreiben. Im Anschluß an die Intubation stieg PAP vorübergehend an. Also unterdrückte Propofol, ob allein oder in Kombination mit 3 µg/kg Fentanyl gegeben, nicht vollständig die hypertensive Reaktion des Lungengefäßssystems auf die endotracheale Intubation. Klinisch bedeutend ist die Beobachtung, daß die Kombination von Propofol und Fentanyl – auch in Gegenwart von Stickoxidul, das den SVR erhöht – zu einer Reduktion des SVR führt. So muß die ausgesprochene Reduktion des Blutdrucks bei Propofol und Fentanyl das Ergebnis von 1) einem Abfall des CO aufgrund des erniedrigten HR und SV und 2) einer Vasodilatation sein.

In der vorliegenden Studie wurde kein direkter Vergleich zwischen Propofol und anderen narkoseeinleitenden Substanzen angestellt. Frühere Studien, die die Narkoseeinleitung mit 2,5 mg/kg KG Propofol und 4 und 5 mg/kg KG Thiopental verglichen, berichteten über eine deutlichere kardiovaskuläre Depression beim Propofol [11, 16].

Die Schlußfolgerung lautet, daß Propofol in seiner neuen Öl-in-Wasser-Emulsion mit 70%igem Stickoxidul kardiovaskulär depressiv wirkt bei Patienten ohne signifikante kardiovaskuläre Erkrankung. Die Anästhesieeinleitung mit 2,5 mg/kg KG Propofol in Kombination mit 70%igem Stickoxidul verursacht einen Abfall des Blutdrucks, der Herzleistung und des Schlagvolumens und weist so auf eine negativ-inotrope Wirkung hin. Der kardiovaskulär depressive Effekt von Propofol zusammen mit Stickoxidul wird durch weitere 3 µg/kg Fentanyl verstärkt. Man sollte bei Patienten mit Herz-Kreislauf-Erkrankungen mit Sorgfalt vorgehen, da die kardiovaskuläre Depression hier weniger vorhersehbar sein und potentiell schwerer verlaufen kann.

Literatur

1. Adam HK, Briggs LP, Bahar M, Douglas EJ, Dundee JW (1983) Pharmacokinetic evaluation of ICI 35868 in man. Br J Anaesth 55:97–102
2. Al-Khudhairi D, Gordon G, Morgan M, Whitwam JG (1982) Acute cardiovascular changes following disoprofol. Effects in heavily sedated patients with coronary artery disease. Anaesthesia 37:1007–10
3. Aun C, Major E (1984) The cardiorespiratory effect of ICI 35868 in patients with valvular heart disease. Anaesthesia 39:1096–1100
4. Briggs LP, Clarke RSJ, Dundee JW, Moore J, Bahar M, Wright PJ (1981) Use of Di-isopropyl phenol as a main agent for short procedures. Br J Anaesth 53:1197–1202
5. Briggs LP, Bahar M, Beers HTB, Clarke RSJ, Dundee JW, Wright PJ, McAuley DM, O'Neill MP (1982) Effect of preanaesthetic medication on anaesthesia with ICI 35868. Br J Anaesth 54:303–6
6. Brüssel T, Vigfusson G, Lunkenheimer P, Theissen J, Lawin P (1986) Influence of diprivan and etomidate on cardiodynamic parameters in the dog (abstract). In: Bergman H, Kramer H, Steinbereithner K (eds) VII European Congress of Anaesthesiology Abstracts II, Beiträge zur Anästhesiologie und Intensivmedizin Band 17. Maudrich, Wien München Bern, pp 142
7. Coates DP, Prys-Roberts C, Spelina KR, Monk CR, Norley I (1985) Propofol (Diprivan) by intravenous infusion with nitrous oxide: Dose requirements and haemodynamic effects. Postgrad Med J 61 (Suppl 3):76–9
8. Cummings GC, Dixon J, Kay NH, Windsor JPW, Major E, Morgan M, Sear JW, Spence AA, Stephenson DK (1984) Dose requirements of ICI 35868 (Propofol, "Diprivan") in a new formulation for induction of anesthesia. Anaesthesia 39:1168–71
9. Eisele JH, Smith NT (1972) Cardiovascular effects of 40 percent nitrous oxide in man. Anesth Analg 51:965–63
10. Fahmy NR, Alkhouli HM, Sunder M, Smith D, Kelley MM (1985) Diprivan: A new intravenous induction agent. A comparison with thiopental (abstract). Anesthesiology 63:A363
11. Fahy LT, Mourik GA van, Utting JE (1985) A comparison of the induction characteristics of thiopentone and propofol (2,6-Di-isopropylphenol). Anaesthesia 40:939–44
12. Fragen RJ, Hanssen EHJH, Denissen PAF, Booij LHDJ, Crul JF (1983) Disoprofol (ICI 35868) for total intravenous anaesthesia. Acta Anaesthesiol Scand 27:113–6
13. Fukunaga AF, Epstein RM (1973) Sympathetic excitation during nitrous oxide-halothane anesthesia in the cat. Anesthesiology 39:23–36
14. Glen JB, Hunter SC (1984) Pharmacology of an emulsion formulation of ICI 35868. Br J Anaesth 56:617–26
15. Graves CL, Downs NH, Browne AB (1975) Cardiovascular effects of minimal analgesic quantities of innovar, fentanyl, and droperidol in man. Anesth Analg 54:15–25
16. Grounds RM, Twigley AJ, Carli F, Whitwam JG, Morgan M (1985) The haemodynamic effects of intravenous induction. Comparison of the effects of thiopentone and propofol. Anaesthesia 40:735–40
17. Kappagoda CT, Linden RJ (1976) The use of SI units in cardiovascular studies. Cardiovasc Res 10:141–8
18. Kay B, Rolly G (1977) ICI 35868, a new intravenous induction agent. Acta Anaesthesiol Belg 28:303–16
19. Khatri JM, Freis ED (1967) Hemodynamic changes during sleep. J Appl Physiol 22:867–73
20. Laubie M, Schmitt H, Drauillat M (1977) Central sites and mechanisms of the hypotensive and bradycardic effects of the narcotic analgesic fentanyl. Neunyn Schmiedebergs Arch Pharmacol 256:155–61
21. Lunkenheimer PP, Lunkenheimer A, Torrent-Guasp F (1985) Kardiodynamik: Wege zur strukturgerechten Analyse der Myokardfunktion. Perimed Fachbuch, Erlangen, S 106–29
22. Martin DE, Rosenberg H, Aukburg SJ, Bartkowski RR, Edwards MM Jr, Greenhow DE, Klineberg PL (1982) Low dose fentanyl blunts circulatory responses to tracheal intubation. Anesth Analg 61:680–4

23. Miller RG Jr (1981) Simultaneous Statistical Influence. Springer, Berlin Heidelberg New York
24. Mouton SM, Bullington J, Davis L, Fisher K, Ramsey S, Wood M (1985) A comparison of diprivan and thiopental for the induction of anesthesia (abstract). Anesthesiology 63:A364
25. Prys-Roberts C (1986) Haemodynamic effects of „Diprivan" infusion anaesthesia: Comparison with other intravenous and volatile anaesthetics (abstract). In: Bergman H, Kramer H, Steinbereithner K (eds) VII European Congress of Anaesthesiology Abstracts III, Beiträge zur Anästhesiologie und Intensivmedizin Band 18. Maudrich, Wien München Bern, pp 296
26. Prys-Roberts C, Davies JR, Calverley RK, Goodman NW (1983) Haemodynamic effects of infusions of diisopropyl phenol (ICI) 35868) during nitrous oxide anaesthesia in man. Br J Anaesth 55:105–11
27. Reves JG, Gelman S (1985) Cardiovascular effects of intravenous anesthetic drugs. In: Covino BJ, Fozzard HA, Rehder K, Strichartz G (eds) Effects of anesthesia. Williams & Wilkins, Baltimore, pp 179–93
28. Reves JG, Kissin J, Fournier SE, Smith LR (1984) Additive negative inotropic effect of a combination of diazepam and fentanyl. Anesth Analg 63:97–100
29. Rolly G, Versichelen L (1985) Comparison of propofol and thiopentane for induction of anaesthesia in premedicated patients. Anaesthesia 40:945–8
30. Tammisto T, Takki S, Toikka P (1970) A comparison of the circulatory effects in man of the analgesics fentanyl, pentazocine and pethidine. Br J Anaesth 42:317–24
31. Youngberg JA, Grogono AW, Sehon CK, White J, Texidor M (1985) Comparative evaluation of Diprivan, Thiopental and Thiamylal for induction of anesthesia (abstract). Anesthesiology 63:A365

Wirkungen von Propofol auf Hämodynamik, Koronardurchblutung und myokardialen Sauerstoffverbrauch geriatrischer Patienten: Ein Vergleich mit Etomidat*

R. Larsen, J. Rathgeber, A. Bagdahn, H. Lange und H. Rieke

Zusammenfassung

Untersucht wurden bei 20 geriatrischen Patienten (Alter 65–82 J.), die sich einem Oberbaucheingriff unterzogen, die Wirkungen von Propofol und Etomidat auf die allgemeine und koronare Hämodynamik sowie den myokardialen Sauerstoffverbrauch. 10 Patienten erhielten zur Einleitung 1,5 mg/kg KG Propofol, gefolgt von einer 10minütigen Infusion einer der Einleitungsdosis entsprechenden Menge und anschließender kontinuierlicher Zufuhr von 0,1 mg/kg/min. Bei den übrigen 10 Patienten wurde die Narkose mit 18 mg Etomidat eingeleitet und mit 2,4 mg/min aufrechterhalten. Die Muskelrelaxierung erfolgte mit Vecuronium. Kardiovaskuläre Parameter wurden im Wachzustand sowie 1 min nach der Einleitung und 1, 5 und 30 min nach der endotrachealen Intubation gemessen, die Koronardurchblutung (Argon-Aufsättigungsmethode) und der myokardiale Sauerstoffverbrauch im Wachzustand sowie 5 und 30 min nach der Intubation. Beide Anästhetika verminderten die systolischen, diastolischen und mittleren arteriellen Drücke sowie die Herzfrequenz und den Herzindex in vergleichbarem Ausmaß. Der myokardiale Sauerstoffverbrauch und, parallel hierzu, die Koronardurchblutung nahmen ab, bedingt durch die verminderte Herzarbeit. Die endotracheale Intubation bewirkte in der Etomidatgruppe einen ausgeprägten Blutdruckanstieg, während in der Propofolgruppe keine signifikanten Änderungen auftraten. Eine myokardiale Laktatfreisetzung als Zeichen der Myokardischämie wurde in keiner Gruppe beobachtet.

Hohes Alter geht mit einer Einschränkung der kardiovaskulären Reserve einher. Daher ist bei geriatrischen Patienten eine sorgfältige Auswahl der Anästhetika erforderlich, um eine übermäßige Beeinträchtigung der Herz-Kreislauf-Funktion zu vermeiden. Etomidat beeinflußt die allgemeine und koronare Hämodynamik sonst gesunder Patienten nur in geringem Maße [1] und wird daher häufig in der geriatrischen Anästhesie sowie bei Patienten mit Herz-Kreislauf-Erkrankungen eingesetzt. Allerdings unterdrückt diese Substanz bei einem umschriebenen Prozentsatz chirurgischer Patienten die kardiovaskulären Reaktionen auf verschiedene Stimuli nicht ausreichend, so daß der Einsatz bei geriatrischen Patienten begrenzt wird. Propofol wiederum bewirkt gewöhnlich einen

* Mit Unterstützung der Deutschen Forschungsgemeinschaft, Sonderforschungsbereich 89 Kardiologie Göttingen. Die Arbeit enthält zum Teil unveröffentlichte Ergebnisse der Dissertation von A. Bagdahn.

Abfall des mittleren arteriellen Blutdrucks, der offenbar dosisabhängig ist und durch Herzklappenerkrankungen oder koronare Herzkrankheit verstärkt wird [4–6]; andererseits werden hämodynamische Reaktionen bei der endotrachealen Intubation oder Sternotomie durch Propofol weitgehend unterdrückt [5, 6].

In der vorliegenden Untersuchung sollten die kardiovaskulären und myokardialen Wirkungen von Propofol bei geriatrischen Patienten ohne manifeste Herzerkrankungen mit denen von Etomidat verglichen werden.

Patienten und Methodik

Die Untersuchung erfolgte mit Genehmigung der Ethikkommission und nach schriftlicher Einverständniserklärung der am Vortag über den wissenschaftlichen Charakter der Studie aufgeklärten Patienten. Aufgenommen in die Studie wurden Patienten, die folgende Voraussetzungen erfüllten: Mindestalter 65 Jahre, großer Oberbaucheingriff, keine manifesten Erkrankungen des Herz-Kreislauf-Systems (Ausnahme: Hypertonie ohne Zeichen der Herzinsuffizienz), keine endokrinen oder Stoffwechselerkrankungen oder schweren Systemerkrankungen. Bei den hypertensiven Patienten wurde die antihypertensive Medikation bis zum Vorabend der Operation beibehalten.

Untersucht wurden insgesamt 20 Patienten, von denen jeweils 10 durch Randomisierung einer von 2 Gruppen (Etomidat oder Propofol) zugeteilt worden waren. Alle Patienten wurden ca. 1 h vor der Ankunft im Einleitungsraum mit 7,5 mg Piritramid (Dipidolor) und 25 mg Promethazin (Atosil) i.m. prämediziert.

Sofort nach Ankunft im Einleitungsraum wurden die Patienten an einen EKG-Monitor angeschlossen, danach die folgenden Katheter mit Seldinger-Technik unter Lokalanästhesie und Bildwandlerkontrolle eingeführt: ein Goodale-Lubin-Katheter (7F, USCI) über die rechte Vena jugularis in den Koronarsinus zur Messung der Koronardurchblutung und Entnahme koronar-venösen Blutes; ein weiterer, totraumgleicher Goodale-Lubin-Katheter in die A. radialis der nicht dominanten Hand zur kontinuierlichen Messung des Blutdrucks und Entnahme arterieller Blutproben; ein 4lumiger Pulmonaliskatheter (Vygon) über die linke Vena jugularis interna oder eine Kubitalvene zur Messung von rechtem Vorhofdruck, Pulmonalarteriendrücken, Wedge-Druck und Herzzeitvolumen; ein Polyurethan-Katheter über eine periphere Vene in die obere Hohlvene für die Zufuhr von Flüssigkeit und Medikamenten. Alle Drücke wurden kontinuierlich zusammen mit dem EKG auf einem 10-Kanal-Schreiber (Hellige) aufgezeichnet. Vor Beginn der Untersuchung erhielten alle Patienten 750–1000 ml einer Voll-Elektrolytlösung infundiert.

Die Koronardurchblutung (MBF) wurde mit der Argon-Aufsättigungsmethode [7] bestimmt, das Herzzeitvolumen mit der Thermodilutionsmethode (Dreifachmessung durch Injektion von 10 ml eiskalter Kochsalzlösung am Ende der Exspiration; Fischer HZV-Computer BN 7206). Vor und unmittelbar nach jeder Messung der Koronardurchblutung wurden simultan arterielle und koronar-venöse Blutproben entnommen und später auf folgende Parameter untersucht: pO_2, pCO_2, pH, BE und Standardbikarbonat (IL 282 Instrumentation

Lab.), Elektrolytkonzentrationen (Flammenphotometer, Instrumentation Lab.), Hämoglobingehalt und Sauerstoffsättigung (CO-Oximeter IL 282, Instrumentation Lab.); Laktat (Standard-Testkombination, Boehringer).

Nach einer Ruheperiode von ca. 30 min wurden die Ausgangswerte erhoben, danach während der Präoxygenierung 0,1 mg Fentanyl i.v. injiziert. In der Propofolgruppe wurde die Narkose mit 1,5 mg/kg KG Propofol eingeleitet und durch 10minütige Zufuhr einer der Einleitungsdosis entsprechenden Menge sowie anschließende Dauerinfusion von 0,1 mg/kg/min aufrechterhalten. In der Etomidatgruppe wurde die Narkose mit 18 mg Etomidat i.v. eingeleitet und mit einer Infusion 2,4 mg/min aufrechterhalten. Für die endotracheale Intubation wurden in beiden Gruppen 0,1 mg/kg KG Vecuronium eingesetzt.

Weitere hämodynamische Messungen erfolgten 1–2 min nach der Narkoseeinleitung (ohne Maskenbeatmung); während des Maximums der hämodynamischen Reaktion nach der endotrachealen Intubation (unter kontrollierter Normoventilation) sowie 5 und 30 min nach der endotrachealen Intubation. Die Koronardurchblutung und der myokardiale Sauerstoffverbrauch wurden aus methodischen Gründen nur im Wachzustand sowie 5 und 30 min nach der endotrachealen Intubation bestimmt.

Der periphere und pulmonale Gefäßwiderstand sowie der Herzindex und der Schlagvolumenindex wurden nach Standardformeln errechnet, der koronare Gefäßwiderstand nach folgender Formel: mittlerer diastolischer Blutdruck minus Lungenkapillarenverschlußdruck dividiert durch Koronardurchblutung; der myokardiale Sauerstoffverbrauch durch Multiplikation der arterio-koronar-venösen Sauerstoffgehaltsdifferenz mit der Koronardurchblutung.

Die statistische Auswertung der Daten erfolgte mit dem Sign- und dem Median-Test. $p < 0,05$ wurde als signifikant angesehen.

Ergebnisse

Beide Gruppen unterschieden sich nicht in der Altersverteilung (65–82 Jahre) und den hämodynamischen Variablen (Tabelle 1). 6 Patienten in jeder Gruppe waren medikamentös eingestellte Hypertoniker ohne klinische Zeichen der Herzinsuffizienz oder koronaren Herzkrankheit. Der systolische Blutdruck dieser Patienten betrug bei Ankunft im Einleitungsraum mehr als 160 mm Hg und

Tabelle 1. Patientendaten

	Propofol	Etomidat
Gesamtzahl	10	10
Frauen	6	7
Alter ($\bar{x} \pm SD$)	73 (6)	73 (6)
	65–82	65–82
Gewicht [kg] ($\bar{x} \pm SD$)	63,9 (12)	62 (8)
	40–75	51–73
Hypertoniker (behandelt)	6	6

blieb auch nach der Ruheperiode über diesen Wert erhöht, während der diastolische Blutdruck im Normbereich lag. Der Herzindex befand sich bei der Hälfte der Patienten im Normbereich oder leicht darüber (Abb. 3). Auch die Koronardurchblutung und der myokardiale Sauerstoffverbrauch war bei der Mehrzahl der Patienten höher, als normalerweise im Ruhezustand zu erwarten (Abb. 4, 5).

Die Ergebnisse der hämodynamischen Untersuchungen sind in Tabelle 2 und den Abbildungen 1–3 zusammengefaßt, myokardiale Parameter in Tabelle 3 sowie den Abbildungen 4–6. In beiden Gruppen fielen systolischer, diastolischer und mittlerer arterieller Druck in vergleichbarem Ausmaß ab; in der Propofolgruppe war der systemische Gefäßwiderstand signifikant niedriger als in der Etomidatgruppe. Laryngoskopie und endotracheale Intubation bewirkten bei 9 Patienten der Etomidatgruppe einen ausgeprägten Anstieg des systolischen und mittleren arteriellen Drucks, in der Propofolgruppe hingegen nur bei einem Patienten, jeweils zusammen mit einem (nicht signifikanten) Anstieg des systemi-

Tabelle 2. Kardiovaskuläre Parameter (Mittelwerte und Standardabweichungen)

	I	II	III	IV	V
Herzfrequenz	P 70 (10)	66 (8)	64 (12)	62 (12)*	58 (8)*
[Schläge/min]	E 81 (14)	74 (15)*	75 (13)*	66 (14)*	62 (13)*
Systolischer arteriel-	P 177 (37)	120 (20)*	123 (43)*+	111 (127)*	107 (17)*
ler Druck [mm Hg]	E 172 (21)	147 (19)*	186 (27)	110 (15)*	109 (18)*
Diastolischer arte-	P 74 (8)	54 (7)*	55 (15)*+	54 (11)*	53 (9)*
rieller Druck [mm Hg]	E 80 (9)	68 (13)*	93 (21)	59 (11)*	58 (12)*
Mittlerer arterieller	P 111 (17)	74 (12)*	77 (25)*+	73 (20)*	72 (10)*
Druck [mm Hg]	E 116 (13)	95 (14)*	124 (26)*	78 (13)*	75 (16)*
Mittlerer Pulmonal-	P 20 (5)	16 (5)*	18 (5)	17 (5)	14 (3)*
arteriendruck [mm Hg]	E 20 (5)	17 (7)*	21 (5)	14 (5)*	14 (5)*
Mittlerer pulmonal-	P 11 (4)	9 (4)*	9 (3)	9 (4)	8 (2)
kapillarer Verschluß-	E 9 (3)	9 (4)	10 (4)	8 (3)	8 (4)
druck [mm Hg]					
Zentraler Venen-	P 3 (2)	3 (2)	4 (2)	4 (2)	4 (2)
druck [mm Hg]	E 3 (2)	4 (3)	4 (3)	3 (3)	3 (3)
Herzindex	P 4,01 (0,6)	3,3 (0,8)*	2,85 (0,7)*	2,76 (0,8)*	3,65 (0,6)*
[l/min/m²]	E 4,38 (0,6)	3,7 (0,7)*	3,65 (0,6)*	2,79 (0,6)*	2,78 (0,7)*
Schlagvolumenindex	P 56 (7)	50 (7)*	47 (8)*	45 (8)*	44 (8)*
[ml/m²]	E 54 (6)	50 (6)	49 (7)*	43 (7)*	46 (9)
Peripherer Gefäßwi-	P 1371 (440)	1133 (388)*	1460 (532)	1231 (374)	1232 (375)
derstand [dyn s/cm⁵]	E 1293 (354)	1209 (308)	1605 (333)	1336 (263)	1344 (299)
Pulmonaler Gefäßwi-	P 106 (25)	102 (44)	171 (33)*	139 (52)*	105 (33)
derstand [dyn s/cm₅]	E 131 (39)	129 (59)	143 (47)	116 (39)	118 (47)

P = Propofol; E = Etomidat. I = wach; II = 1–2 min nach der Einleitung; III = 1 min nach endotrachealer Intubation; IV = 5 min nach endotrachealer Intubation; V = 30 min nach endotrachealer Intubation.
Signifikanz p < 0,05; * I vs. II, III, IV, V; + Propofol vs. Etomidat

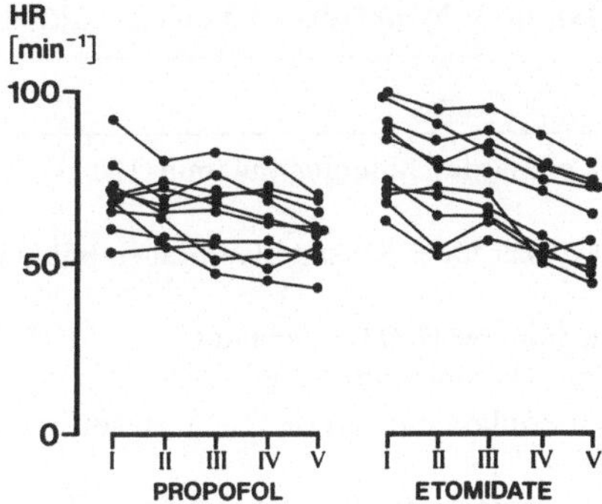

Abb. 1. Veränderungen der Herzfrequenz (HR). Einzelwerte der 20 Patienten. Beide Anästhetika vermindern die Herzfrequenz signifikant um den gleichen Betrag, mit dem Maximum bei V. (Zur weiteren Legende s. Tabelle 2)

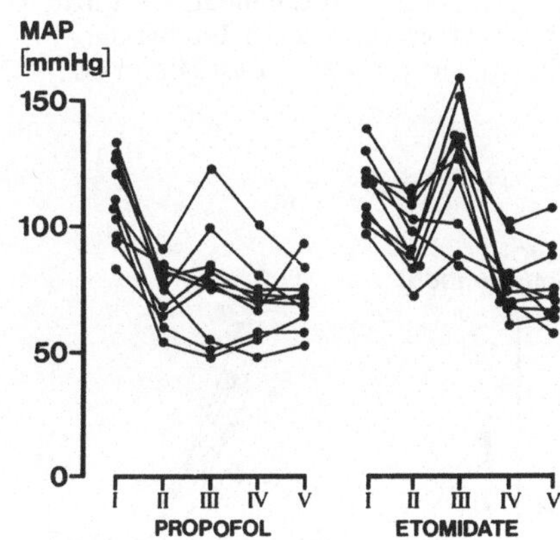

Abb. 2. Effekte auf den mittleren arteriellen Druck (MAP). Einzeldaten der 20 Patienten. Signifikante Unterschiede zwischen den Gruppen bei III. (Zur weiteren Legende s. Tabelle 2)

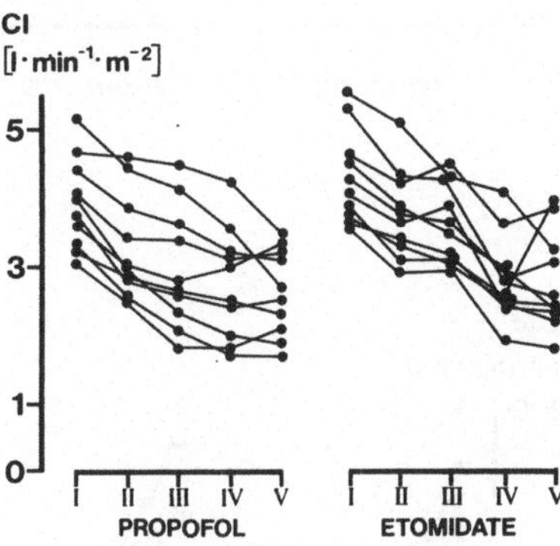

Abb. 3. Veränderung des Herzindex (CI). Einzeldaten der 20 Patienten. Kein signifikanter Unterschied zwischen den Gruppen. (Zur weiteren Legende s. Tabelle 2)

schen Gefäßwiderstandes in beiden Gruppen. 5 min nach der endotrachealen Intubation blieben die systolischen, diastolischen und mittleren arteriellen Drücke in der Propofolgruppe signifikant im Bereich der Einleitungswerte erniedrigt und fielen auch in der Etomidatgruppe, mit Ausnahme der diastolischen

Tabelle 3. Myokardiale Parameter (Mittelwerte und Standardabweichungen)

	I	II	III
Koronardurchblutung [ml/min/100 g]	P 142 (20)	86 (25)*	95 (37)*
	E 145 (34)	75 (19)*	75 (21)*
Myokardialer Sauerstoffverbrauch [ml/min/100 g]	P 15,2 (1,8)	7,5 (2,2)*	8,1 (2,9)*
	E 16,1 (4,7)	8,4 (1,6)*	7,7 (2)*
Koronarer Gefäßwiderstand	P 0,71 (0,2)	0,81 (0,2)	0,85 (0,3)
[mm Hg/(ml/min/100 g)]	E 0,67 (0,2)	1,00 (0,5)	0,86 (0,4)
Arteriokoronar-venöse O_2-Gehaltsdifferenz	P 10,1 (1,9)	9,0 (1,9)*	8,8 (1,4)*
[Vol.-%]	E 11,2 (2,4)	10,3 (1,8)	9,1 (1,6)*
Koronar-venöse Sauerstoffsättigung [%]	P 32,8 (7)	39,9 (6)*[+]	39,9 (5)*
	E 29,1 (6)	35,7 (5)*	39,1 (6)*

P = Propofol; E = Etomidat. I = wach; II = 5 min nach endotrachealer Intubation; III = 30 min nach endotrachealer Intubation.
Signifikanz p < 0,05; * I vs. II und III; [+] Propofol vs. Etomidat

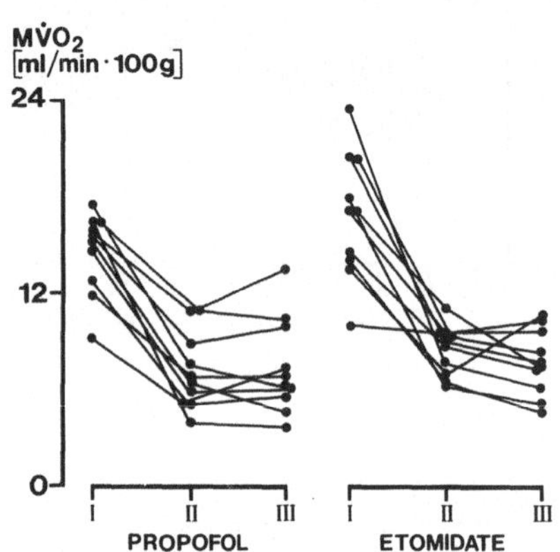

Abb. 4. Veränderungen des myokardialen Sauerstoffverbrauchs ($M\dot{V}O_2$). Einzeldaten der 20 Patienten. Kein signifikanter Unterschied zwischen den Gruppen.
(Zur weiteren Legende s. Tabelle 3)

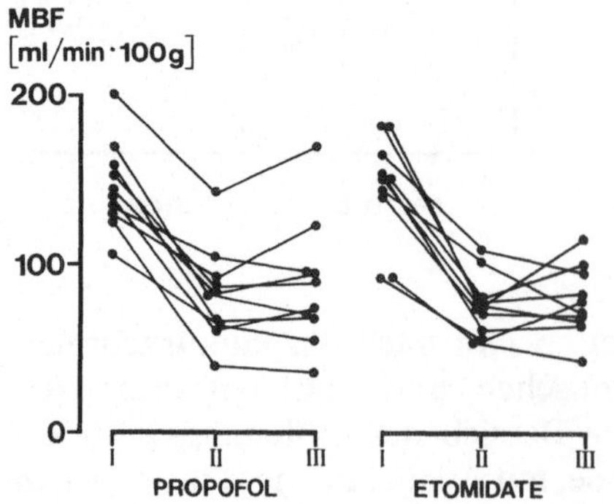

Abb. 5. Veränderungen der myokardialen Durchblutung (MBF). Einzeldaten der 20 Patienten. Kein signifikanter Unterschied zwischen den Gruppen.
(Zur weiteren Legende s. Tabelle 3)

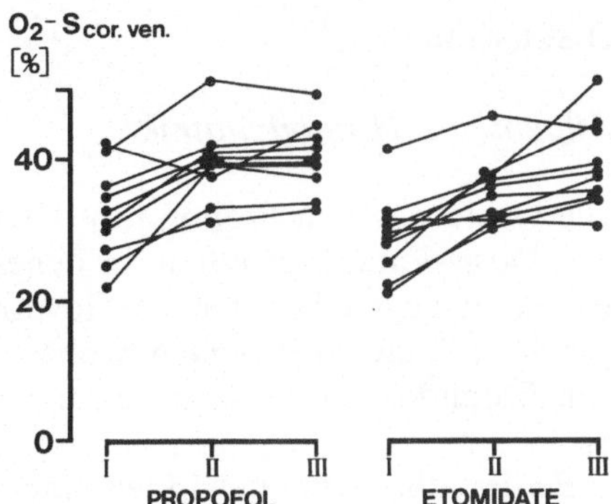

Abb. 6. Wirkungen auf die koronar-venöse Sauerstoffsättigung (O$_2$-S$_{cor.ven.}$). Einzeldaten der 20 Patienten. Signifikante Unterschiede zwischen den Gruppen bei II. (Zur weiteren Legende s. Tabelle 3)

Drücke, auf die Einleitungswerte ab. Hierbei bestanden zwischen beiden Gruppen keine signifikanten Unterschiede. Der systemische Gefäßwiderstand veränderte sich im nachfolgenden Untersuchungszeitraum nicht weiter, 30 min nach der endotrachealen Intubation (ohne chirurgische Stimulation) blieben die systolischen, diastolischen und mittleren arteriellen Blutdrücke auf dem Niveau der Einleitungswerte erniedrigt, wobei zwischen beiden Gruppen keine signifikanten Unterschiede bestanden. Zu diesem Zeitpunkt war der arterielle Mitteldruck in beiden Gruppen um 35% gegenüber dem Ausgangswert abgefallen.

Die Herzfrequenz änderte sich nach der Einleitung mit Propofol zunächst nicht, nahm jedoch unter Etomidat progredient ab, wobei das Maximum von 25% unter den Ausgangswerten 30 min nach der Intubation zu beobachten war. Auch in der Propofolgruppe fiel die Herzfrequenz im weiteren Verlauf auf vergleichbare Werte wie in der Etomidatgruppe ab.

Der Herzindex nahm in beiden Gruppen progredient und signifikant ab; das Maximum betrug 30 min nach der Intubation in der Propofolgruppe 35% der Ausgangswerte, in der Etomidatgruppe 37%, wobei zwischen beiden Gruppen keine signifikanten Unterschiede bestanden.

Der myokardiale Sauerstoffverbrauch und die Koronardurchblutung waren in beiden Gruppen in vergleichbarer Weise 5 min und 30 min nach der Einleitung erniedrigt (Tabelle 3 und Abb. 4–5). Der koronare Gefäßwiderstand änderte sich in beiden Gruppen nicht wesentlich. Die koronar-venöse Sauerstoffsättigung stieg hingegen in beiden Gruppen signifikant an, wobei der Anstieg in der Propofolgruppe 5 min nach der Intubation signifikant ausgeprägter war (Abb. 6). Eine myokardiale Laktatproduktion war in keiner der Gruppen an einem der Meßzeitpunkte nachweisbar, ebensowenig traten im gesamten Untersuchungsablauf elektrokardiographische Zeichen einer Myokardischämie auf.

Die Hämoglobinkonzentration, arteriellen Blutgase, Säure-Basen-Parameter und Elektrolytkonzentrationen veränderten sich während des gesamten Beobachtungszeitraums in beiden Gruppen nicht wesentlich.

Diskussion

Allgemeine Hämodynamik

Die Dosierung von Propofol in dieser Untersuchung beruht auf vorangegangenen Dosis-Findungsstudien, in denen wir eine erhöhte Empfindlichkeit älterer Patienten gegenüber den kardiovaskulären Wirkungen der Substanz im Vergleich zu jüngeren Patienten beobachteten und die Dosis entsprechend reduzierten. Etomidat wurde nach einem Schema von Ossart zugeführt (angegeben in 8).

Beide Substanzen bewirkten eine deutliche Beeinträchtigung der Herz-Kreislauf-Funktion: Der arterielle Mitteldruck fiel in beiden Gruppen um ca. 35% ab, der Herzindex um 35% (Propofol) bzw. 37% (Etomidat), der Schlagvolumenindex um 20%. Die Herzfrequenz nahm ebenfalls ab: In der Propofolgruppe um 15% und in der Etomidatgruppe um 25%. Der Abfall des arteriellen Blutdrucks beruhte in der Propofolgruppe auf einer Abnahme des Herzzeitvolumens und des peripheren Gefäßwiderstandes, in der Etomidatgruppe hingegen auf einem alleinigen Abfall des Herzzeitvolumens.

Der Abfall des arteriellen Blutdrucks nach Einleitungsdosen von Propofol gilt als typischer Effekt dieser Substanz und ist bei gesunden Individuen ebenso nachweisbar wie bei Patienten mit kardiovaskulären Erkrankungen. Allerdings besteht hierbei eine große individuelle Variabilität im Ausmaß des Blutdruckabfalls, und entsprechend umfassen auch die Angaben verschiedener Autoren einen Bereich zwischen 15 und 55% [2-6, 9, 10]. Die Hypotension wird durch einen Abfall des Herzzeitvolumens verursacht, jedoch spielt eine gefäßdilatierende Wirkung ebenfalls eine Rolle, wie die in verschiedenen Untersuchungen beobachtende Abnahme des peripheren Gefäßwiderstandes nahelegt. Das Ausmaß des Blutdruckabfalls durch Propofol hängt offensichtlich von zahlreichen Faktoren ab, z. B. Dosis, Prämedikationssubstanzen, Zufuhr von Opioiden und Benzodiazepinen oder Lachgas, chirurgische Stimulation, Hypovolämie, Herzerkrankungen, Sympathikotonus und Alter. Diese Faktoren gelten auch für Etomidat, das zwar bei gesunden Individuen nur geringe kardiovaskuläre Wirkungen aufweist [1], bei Patienten der ASA-Risikogruppen III sowie Patienten mit Herzklappenerkrankungen oder koronarer Herzkrankheit jedoch die Herz-Kreislauf-Funktion deutlich beeinträchtigt, besonders wenn gleichzeitig Lachgas, Opioide oder Benzodiazepine zugeführt werden [10-12, 14]. Entsprechend können die ausgeprägten Wirkungen beider Substanzen auf den arteriellen Blutdruck in der vorliegenden Untersuchung vor allem auf das hohe Alter der Patienten zurückgeführt werden, in dem bekanntlich die kardiovaskulären Adaptationsmechanismen beeinträchtigt sind und zudem häufig eine Hypovolämie vorliegt. Eine zusätzliche Rolle könnte auch die Vorinjektion von 0,1 mg Fentanyl spielen, ebenso ein initial erhöhter Sympathikotonus, auf den die hypertensiven Blutdruckwerte der Mehrzahl der Patienten hinweisen. Bekanntlich besteht bei diesen Patienten eine größere Empfindlichkeit gegenüber den meisten intravenösen Anästhetika: Die anästhetikainduzierte Verminderung des Sympathikotonus führt nicht selten zu einem schlagartigen Blutdruckabfall – ein Effekt, der vor allem bei Patienten mit koronarer Herzkrankheit oder zerebrovaskulären Erkrankungen zu Myokard- und/oder Hirnischämie führen kann und darum besonders unerwünscht ist. Andererseits reagieren diese Patienten oft überschießend auf verschiedene Stimuli während der Narkose mit einem ausgeprägten Blutdruckanstieg und/oder Tachykardie, so daß die hiermit verbundene Zunahme des myokardialen Sauerstoffbedarfs bei Koronarkranken zu einer Myokardischämie führen kann. In der vorliegenden Untersuchung bewirkte die endotracheale Intubation in der Propofolgruppe geringe Veränderungen: Nur bei einem Patienten stieg der arterielle Blutdruck kurzfristig auf mehr als 160 mm Hg an. Anders hingegen in der Etomidatgruppe: Hier stiegen der systolische und mittlere arterielle Blutdruck bei 9 von 10 Patienten unter der Intubation drastisch an, wobei dieser Effekt allerdings nur wenige Minuten anhielt.

Die Wirkungen von Propofol auf die Herzfrequenz sind variabel und werden beschrieben als keine oder geringfügige Veränderungen [2, 13], als Anstieg [4, 6] oder sogar als Abnahme [3, 5]. Die Gründe für diese unterschiedlichen Untersuchungsergebnisse sind bisher nicht hinreichend geklärt. Etomidat wiederum beeinflußt von allen intravenösen Anästhetika die Herzfrequenz am wenigsten [1]. In der vorliegenden Untersuchung bewirkten jedoch *beide* Substanzen einen deutlichen (signifikanten) Abfall der Herzfrequenz mit einem Maximum 30 min nach der Intubation; hierbei fiel die Herzfrequenz bei jeweils 5 Patienten jeder Gruppe auf unter 60 Schläge/min und hiervon bei 3 Patienten der Etomidat-Gruppe und bei einem Patienten der Propofol-Gruppe auf unter 50/min. Der genaue Mechanismus dieser Bradykardie unter beiden Substanzen in unserer Untersuchung ist unbekannt, scheint jedoch mit dem hohen Lebensalter zusammenzuhängen. Hierfür spricht die abgeschwächte Herzfrequenz-Reaktion alter Menschen auf verschiedene „Stressoren" wie Blutdruckabfall, Hypoxie, Hyperkapnie und körperliche Belastung. Die Wirkung der beiden Anästhetika auf die Herzfrequenz könnte u.a. durch eine Beeinträchtigung der Barorezeptoren-Funktion und eine Abnahme des Sympathikotonus bedingt sein.

Die progrediente und signifikante Abnahme des *Herzzeitvolumes* unter der verlängerten Propofolzufuhr bei unseren Patienten beruht wahrscheinlich in erster Linie auf einem negativ inotropen Effekt und der Bradykardie; jedoch könnte eine Abnahme der Vorlast des Herzens (Abnahme des venösen Rückstroms durch venöses Pooling) durchaus eine gewisse Rolle spielen. Diese Befunde stimmen im wesentlichen mit denen anderer Autoren überein, die ebenfalls einen signifikanten Abfall des Herzzeitvolumens unter Propofol bei gesunden Individuen und bei Patienten mit Herzerkrankungen beobachteten [2, 5, 6, 9, 10]. Allerdings scheinen die Effekte beim alten Patienten stärker ausgeprägt zu sein als beim jüngeren. Etomidat beeinflußt das Herzzeitvolumen gesunder Individuen nur unwesentlich [1], führt jedoch beim Herzkranken zu einem signifikanten Abfall [11, 12, 14]. Ein signifikanter und zunehmender Abfall des Herzzeitvolumens, im Ausmaß dem durch Propofol induzierten vergleichbar, war auch bei unseren Patienten nachweisbar. Auch hierfür sind vermutlich in erster Linie die negativ chronotropen und negativ inotropen Wirkungen verantwortlich, wiederum wahrscheinlich verstärkt durch die funktionellen und morphologischen Veränderungen des Herz-Kreislauf-Systems alter Menschen. Obwohl bei 3 Patienten in jeder Gruppe der Herzindex auf den (zumindest für den wachen Menschen) als untere Grenze des Normalen angesehenen Wert von 2,2 l/min/m^2

abfiel, waren keine Frühzeichen der Myokardinsuffizienz (d.h. ein Anstieg des Wedge-Drucks) nachweisbar. In weiteren Untersuchungen sollte geklärt werden, ob vielleicht eine Abnahme des Gesamtsauerstoffverbrauchs durch Etomidat oder Propofol zum Abfall des Herzzeitvolumens beiträgt.

Koronardurchblutung und myokardialer Sauerstoffverbrauch

In der vorliegenden Untersuchung bewirkten Propofol und Etomidat eine signifikante Abnahme des myokardialen Sauerstoffverbrauchs und der Koronardurchblutung, bedingt durch einen Abfall der Herzfrequenz und des arteriellen Blutdrucks und vermutlich auch der Myokardkontraktilität. Die koronar-venöse Sauerstoffsättigung stieg an, während die arteriokoronar-venöse Sauerstoffgehaltsdifferenz abnahm und der koronare Gefäßwiderstand sich nicht wesentlich veränderte. Diese Befunde sprechen für eine gewisse „Luxusdurchblutung" des Myokards über den eigentlichen Bedarf hinaus. Obwohl der koronare Perfusionsdruck und das Herzzeitvolumen unter beiden Substanzen deutlich abnahmen, blieb die myokardiale Durchblutung bzw. Sauerstoff- und Substratversorgung vermutlich ausreichend, da keine Zeichen der Myokardischämie (myokardiale Laktatproduktion, Anstieg des Wedge-Drucks, EKG-Veränderungen) zu beobachten waren. Der Abfall der Koronardurchblutung bei unseren Patienten beruhte wahrscheinlich auf einer Abnahme des myokardialen Sauerstoffbedarfs; somit scheint die Autoregulation der Koronardurchblutung unter Propofol und Etomidat weitgehend erhalten zu sein. Ähnliche Befunde für Propofol wurden auch von Stephan et al. [6] bei Patienten mit schwerer koronarer Herzkrankheit erhoben. Die Autoren beobachteten eine Abnahme des myokardialen Sauerstoffverbrauchs um 31% und der Koronardurchblutung um 26%. Bei unseren Patienten waren diese Effekte ausgeprägter, weil die Ausgangswerte höher lagen: So wiesen die Patienten mit hohen arteriellen Blutdrücken und Herzzeitvolumina im Wachzustand einen entsprechend höheren myokardialen Sauerstoffverbrauch sowie eine höhere Koronardurchblutung auf. Während bei unseren Patienten ein hyperdynamer Kreislaufzustand vorlag, wahrscheinlich bedingt durch präoperative Angst und Erregung, lagen in Stephans Untersuchung die Ausgangswerte jeweils deutlich niedriger, und zwar aufgrund der wesentlich stärkeren Prämedikation ihrer Patienten und wahrscheinlich auch aufgrund der Vorbehandlung mit β-Rezeptorenblockern und/oder Kalziumantagonisten.

Aus unseren Ergebnissen folgt, daß Propofol und Etomidat die Herz-Kreislauf-Funktion geriatrischer Patienten ohne manifeste Herzerkrankung in gleichem Ausmaß beeinträchtigen. Während Propofol kardiovaskuläre Reaktionen auf die endotracheale Intubation ausreichend unterdrückt, führt die Intubation unter Etomidat bei den meisten Patienten zu einem erheblichen Blutdruckanstieg. In dieser Hinsicht weist das Propofol Vorteile gegenüber Etomidat auf. Beide Substanzen sollten jedoch bei geriatrischen Patienten mit manifester koronarer Herzkrankheit oder zerebrovaskulären Erkrankungen nur mit Vorsicht eingesetzt werden, da die ausgeprägte Abnahme der Perfusionsdrücke zu einer Mangeldurchblutung von Herz und Gehirn führen kann.

Literatur

1. Sonntag H (1980) Actions of anesthetics on the coronary circulation in normal subjects and patients with ischemic heart disease. In: Prys-Roberts C (ed) Hypertension, ischemic heart disease, and anesthesia. International Anesthesiology Clinics, vol 18, No 4. Little, Brown and Company, Boston, pp 111–35

2. Prys-Roberts C, Davies JR, Calverley RK, Goodman NW (1983) Haemodynamic effects of infusions of diisopropyl phenol (ICI 35868) during nitrous oxide anesthesia in man. Br J Anaesth 55:105–11

3. Aun C, Major E (1984) The cardiorespiratory effects of ICI 35868 in patients with valvular heart disease. Anaesthesia 39:1096–1100

4. Al-Khudrai D, Gordon G, Morgan M, Whitwam JG (1982) Acute cardiovascular changes following disoprofol: effects in heavily sedated patients with coronary artery disease. Anaesthesia 37:1007–10

5. Patrick MR, Blair IJ, Feneck RO, Sebel PS (1985) A comparison of the haemodynamic effects of propofol ("DIPRIVAN") and thiopentone in patients with coronary artery disease. Postgrad Med J (Suppl 3) 61:23–7

6. Stephan H, Sonntag H, Schenk HD, Kettler D, Khambatta HJ (1986) Effects of propofol on cardiovascular dynamics, myocardial blood flow and myocardial metabolism in patients with coronary artery disease. Br J Anaesth 48:969–75

7. Tauchert M, Kochsiek K, Heiss HW (1970) Measurements of coronary blood flow in man by the argon method. In: Maseri A (ed) Myocardial blood flow in man, 1st ed. Minerva Medica, Turin, pp 859–65

8. Schwilden H, Stoeckel H, Schüttler J, Lauven P (1981) Comparison of various empirical dosage suggestions for etomidate infusions on the basis of pharmacokinetic data. Anästh Intensivther Notfallmed 26:176–9

9. Coates DP, Prys-Roberts C, Spelina RK, Monk CG, Norley I (1985) Propofol ("Diprivan") by intravenous infusion with nitrous oxide: dose requirements and haemodynamic effects. Postgrad Med J (Suppl 3) 61:76–9

10. Ulsamer B, Doenicke A, Laschat M (1986) Propofol in comparison to etomidate for the induction of anesthesia. Anästhesist 35:535–42

11. Murday HK, Hack, G, Schüttler J, Heinemann T (1985) Anesthetic consideration in patients undergoing aorto-coronary bypass graft surgery. Comparison of the haemodynamic influence of two recent total intravenous anesthetic techniques. Anästh Intensivther Notfallmed 20:179–85

12. Murday HK, Hack G, Hermanns E, Rudolph A (1985) Haemodynamic effects of a combination of etomidate, flunitrazepam or midazolam with fentanyl for induction of anesthesia in patients with valvular lesions of the heart. Anästh Intensivther Notfallmed 20:175–8

13. Cummings GC, Dixon J, Kay NH, Windsor JPW, Major E, Morgan M, Sear JW, Spence AA, Stephenson DK (1984) Dose requirements of ICI 35868 (Propofol, "Diprivan") in a new formulation for induction of anesthesia. Anaesthesia 39:1168–71

14. Hempelmann G, Oster W, Piepenbrock S, Karliczek G (1977) Haemodynamic effects of etomidate – a new hypnotic – in patients with myocardial insufficiency. In: Doenicke A (ed) Etomidate. Springer, Berlin Heidelberg New York, pp 72–80

Das Verhalten des Plasmahistaminspiegels nach der Einleitung der Anästhesie mit Propofol

E. Hoffmann, R. Dudziak, H. Förster und F. Asskali

Einleitung

Bei mehreren intravenösen Anästhetika wie Methohexital, Althesin, Thiopental und Epontol wurde nachgewiesen, daß es bei ihrer Anwendung zu Histaminfreisetzungen kommen kann [3]. Das Ausmaß der Freisetzung des Histamins kann sehr unterschiedlich sein und entweder klinisch überhaupt nicht bemerkt werden, oder aber von harmlosen Hautrötungen bis zu schwersten Kreislaufzwischenfällen führen. Zum Teil wurde bei verschiedenen in der Anästhesie verwendeten Medikamenten eine Häufigkeit der Histaminliberation von mehr als 50% beobachtet [6].

Über das neue Anästhetikum Propofol existieren bis jetzt nur sehr wenige Informationen zur Histaminfreisetzung. Vor allem deshalb, weil von vielen Gruppen eine ausgeprägte blutdrucksenkende Wirkung des Propofols beschrieben worden ist [1, 8, 9], erschien es uns interessant, die Hypothese zu testen, ob es nach der Injektion von Propofol zu Histaminliberation im Blut kommt.

Methodik

Die Studie wurde an 11 Patienten der ASA-Gruppe I und II durchgeführt, die sich kurzen Eingriffen unterziehen mußten. Keiner der von uns untersuchten Patienten gab in der Anamnese eine Überempfindlichkeit auf Medikamente oder sonstige Stoffe im Sinne einer Allergie an. Die Patienten wurden über das Medikament Propofol aufgeklärt und gaben ihr schriftliches Einverständnis zur Teilnahme an der Untersuchung. Die Studie war von der Ethikkommision der Universität Frankfurt genehmigt worden.

60–45 min vor der Propofolinjektion (Abb. 1) wurden die Patienten mit 2,0 ml Thalamonal intramuskulär prämediziert. Atropin wurde bei keinem Patienten gegeben. Nach der Lagerung auf dem Operationstisch wurden im Vorbereitungsraum zunächst 500 ml Ringer-Laktat infundiert. Danach injizierten wir 3 µg/kg Fentanyl. 1 min später wurde über einen Zeitraum von 60 s 2,5 mg/kg Propofol injiziert.

2 min vor und 2, 4, 8 und 13 min nach Beginn der Propofolinjektion wurden folgende Werte gemessen:

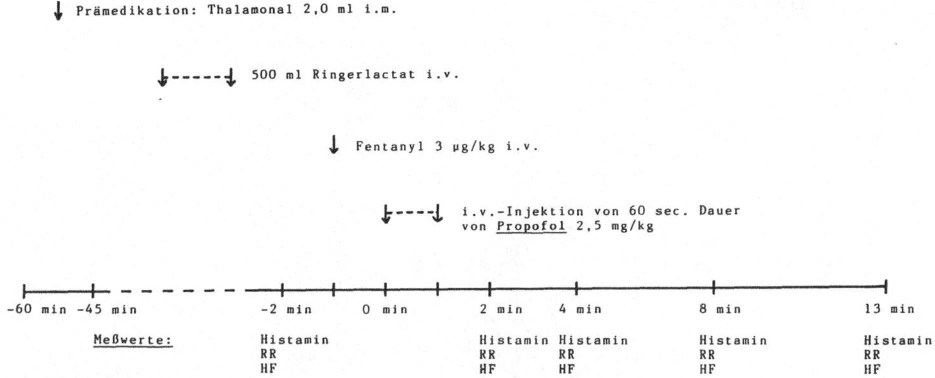

Abb. 1. Schema des Versuchsaufbaus

1. Systolischer, diastolischer und mittlerer arterieller Druck mit einem automatischen Blutdruckmeßgerät,
2. die Herzfrequenz und
3. Histamin.

Nach Einwirkung des Propofols, spätestens jedoch beim Einsetzen von Apnoe, wurden die Patienten bis zum Wiedereinsetzen der Spontanatmung mit einer Maske und Sauerstoff beatmet. Jede weitere Manipulation an den Patienten wurde in dieser Zeit vermieden, um die Einwirkung von nozizeptiven Reizen auszuschließen. Nach Abschluß der Messungen wurde durch Nachinjektion eines Hypnotikums die Narkose fortgesetzt. Während der Einwirkung der Medikamente wurden die Patienten besonders streng auf Hautrötungen und Flush beobachtet.

Problematisch bei der Histaminbestimmung ist einerseits die kurze Halbwertszeit von nur ungefähr einer Minute bei Körpertemperatur im Vollblut, was zu falsch-niedrigen Ergebnissen führen kann. Andererseits können durch Lyse von Basophilen bei der Probenentnahme oder dem folgenden Abzentrifugieren falsch-hohe Histaminspiegel erreicht werden.

Deshalb erfolgte bei uns, um diese Fehlerquellen weitgehend zu eliminieren, die Probenentnahme zentral-venös, und während des schnellstmöglichen Transports ins Labor wurden die Proben eisgekühlt. Die Histaminbestimmung selber erfolgte auf chromatographischem Weg an einem Ionenaustauscherharz nach einer Methode, die demnächst veröffentlicht wird.

Ergebnisse

Die Ergebnisse unserer Studie sind in Abb. 2 und Tabelle 1 zusammengefaßt. Sie enthalten die statistische Auswertung von 10 der 11 Patienten. Beim 11. Patienten erschien es uns sinnvoller, ihn später gesondert zu besprechen, da er bereits vor Injektion des Propofols erhöhte Histaminwerte zeigte.

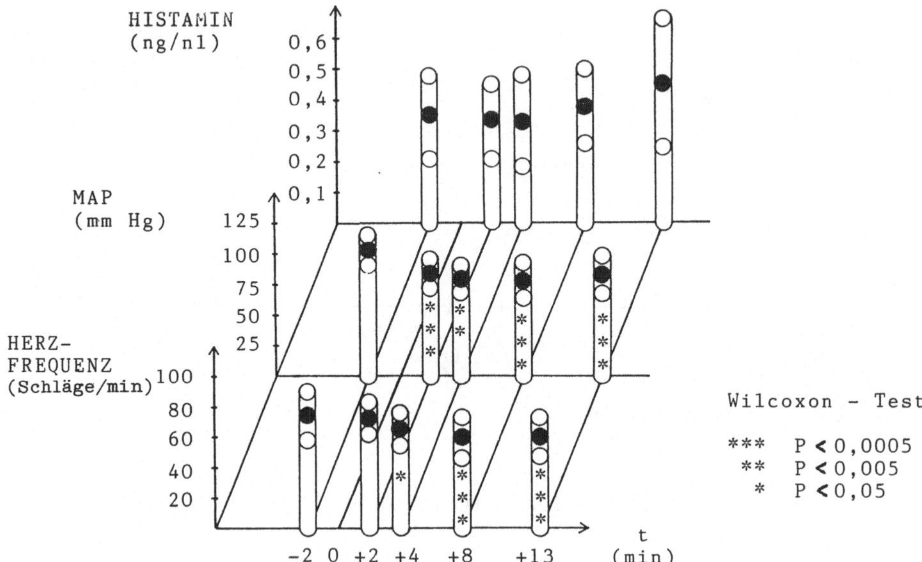

Abb. 2. Darstellung des Plasmahistaminspiegels, des mittleren arteriellen Drucks und der Herzfrequenz bei Injektion von 2,5 mg/kg KG Propofol (n = 10, x ± SD)

Tabelle 1. Meßwerte bei Injektion von 2,5 mg/kg KG Propofol

Minuten	−2	+2	+4	+8	+13
Histamin [ng/ml]	0,347 ±0,135	0,335 ±0,12	0,330 ±0,15	0,380 ±0,12	0,455 ±0,21
MAP [mm Hg]	102,2 ±12,8	83,0*** ±11,3	78,4** ±11,2	77,7*** ±14,4	82,8*** ±14,9
Herzfrequenz [Schläge/min]	74,0 ±16,1	72,6 ±10,7	64,7* ±10,9	59,6*** ±13,5	60,1*** ±13,3

Wilcoxon-Test: *** p < 0,0005; ** p < 0,005; * p < 0,05

Wir konnten durch die Injektion von Propofol keine signifikanten Veränderungen des Plasmahistaminspiegels feststellen (Abb. 2, Tabelle 1). Im Vergleich zur Literatur [2] lagen unsere Plasmahistaminspiegel im Normalbereich zwischen 0,3 und 0,6 ng/ml, das entspricht 2,7 bis 5,5 µmol/l.

Beim Blutdruckverhalten nach der Injektion von Propofol (Abb. 2, Tabelle 1) konnten wir einen hochsignifikanten Abfall des mittleren arteriellen Blutdrucks nachweisen, der bis zur 13. Minute nach Injektion bestand. Bei einem Patienten kam es sogar zu einem bedrohlichen Blutdruckabfall in der 11. Minute bis auf 65/48 mm Hg, der uns zwang, medikamentös einzugreifen.

In bezug auf die Herzfrequenz (Abb. 2, Tabelle 1) stellten wir einen signifikanten Abfall fest. Bei einem Patienten zwang uns der Abfall der Herzfrequenz auf 42 Schläge/min zum medikamentösen Eingreifen mit Atropin.

Ansonsten traten bei unserem Patientenkollektiv keine Komplikationen auf, die uns zu einer medikamentösen Therapie und damit einer möglichen Verfälschung der Histaminwerte zwangen. Wir konnten auch bei keinem Patienten Hautsymptome beobachten.

Bei den Darstellungen der Einzelwerte wird beim Histamin (Abb. 3) das Fehlen einer signifikanten Veränderung deutlich, während beim Blutdruck (Abb. 4) und bei der Herzfrequenz (Abb. 5) der fast regelmäßig auftretende Abfall deutlich wird.

Ein Patient (Abb. 6) wurde von uns bewußt aus den statistischen Berechnungen herausgenommen, weil sein Plasmahistaminspiegel bereits vor Injektion von Propofol deutlich über dem Normalbereich lag. Nach der Injektion von Propofol ergaben sich jedoch auch bei diesem Patienten keine entscheidenden Veränderungen im Plasmahistaminspiegel. Das Kreislaufverhalten des Patienten war unauffällig. Anamnestisch war bei dem Patienten keine Allergie bekannt.

Die Ursache für diesen primär erhöhten Histaminspiegel ist uns nicht bekannt. Es könnte sich um eine Reaktion auf die in der Prämedikation verwendeten Medikamente oder das kurz vorher applizierte Fentanyl handeln. Aber auch mechanische Reize, Kältereize oder Erkrankungen, die mit Veränderungen der Leukozyten einhergehen, können zu Histaminspiegelerhöhungen führen [2].

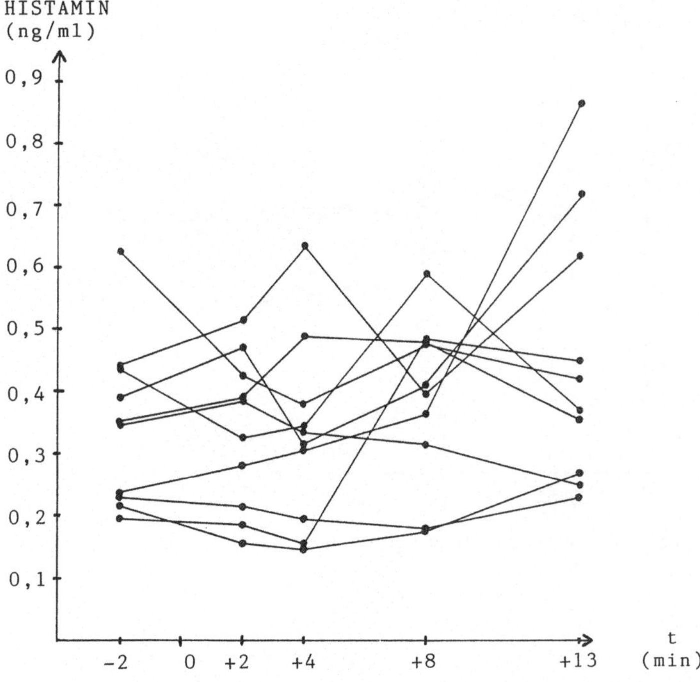

Abb. 3. Verhalten des Plasmahistaminspiegels nach Injektion von 2,5 mg/kg KG Propofol (n = 10)

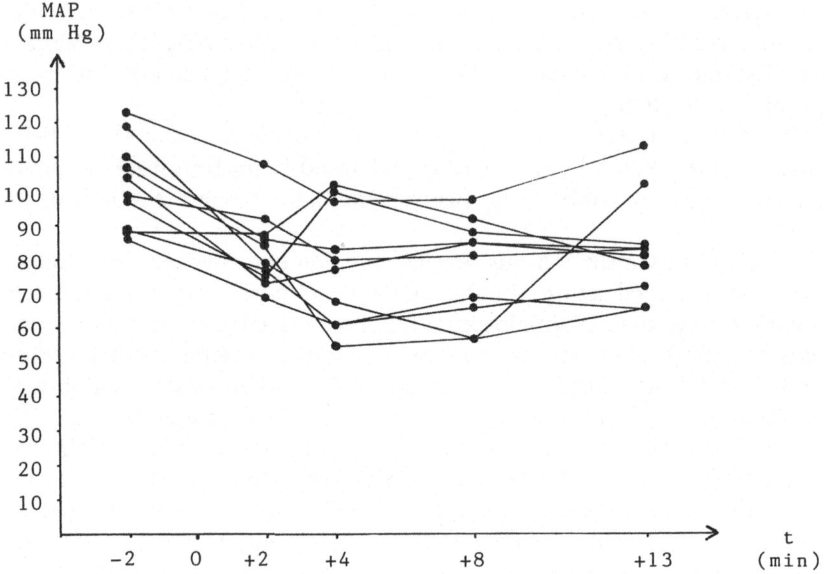

Abb. 4. Verhalten des mittleren arteriellen Drucks nach Injektion von 2,5 mg/kg KG Propofol (n = 10)

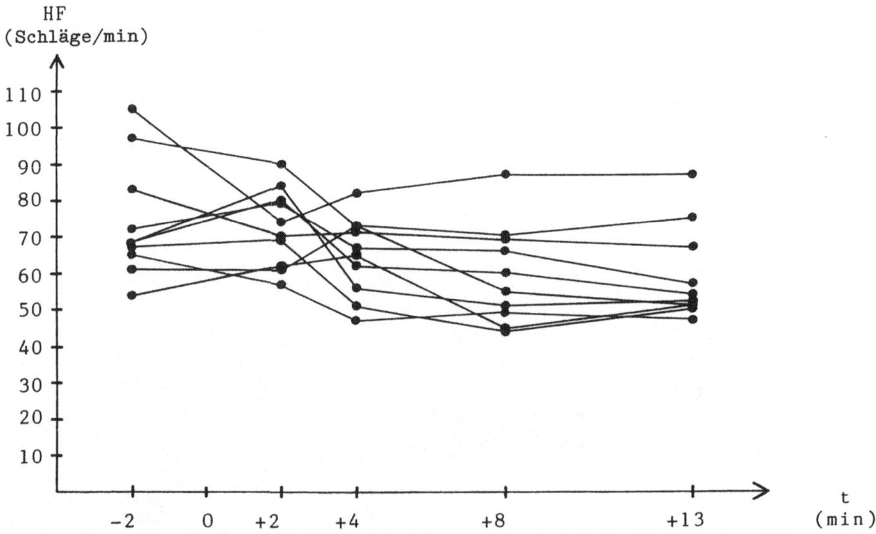

Abb. 5. Verhalten der Herzfrequenz nach Injektion von 2,5 mg/kg KG Propofol (n = 10)

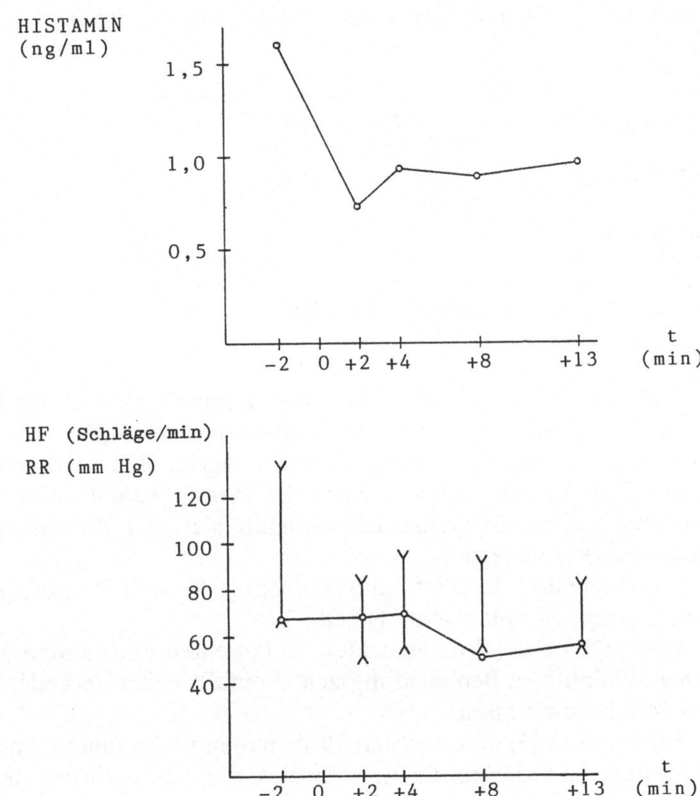

Abb. 6. Plasmahistaminspiegel und Kreislaufverhalten des Patienten mit erhöhtem Plasmahistaminspiegel

Diskussion

Histaminfreisetzung gehört für uns Anästhesisten zu einem interessanten und wichtigen Thema. Aber nur wenige Gruppen haben die Möglichkeit, Histamin zu bestimmen. Vor allem Doenicke und Lorenz haben in den vergangenen 15 Jahren fast alle für die anästhesiologische Praxis neuentdeckten Medikamente mit der Fragestellung einer möglichen Histaminfreisetzung überprüft. Bekanntlich fanden sie auch bei der überwiegenden Anzahl der geprüften Wirkstoffe oder Lösungsvermittler entweder ein regelmäßiges Ansteigen der Histaminwerte, wie bei Propanidid oder Cremophor EL, oder sie fanden bei anderen Wirkstoffen wie Methohexital, Thiopental oder Diazepam eine ganze Reihe von Personen, die sie „reacting subjects" nannten, die mit einer mäßigen bis starken Erhöhung der Plasmahistaminspiegel reagierten. Nur wenige Anästhetika wie Etomidat oder Norcuron zeigten keine Erhöhung der Plasmahistaminkonzentration [3, 6, 7].

In diesem Zusammenhang möchte ich noch weitere Ergebnisse aus unserer Studie anführen:

40   E. Hoffmann et al.

Tabelle 2. Meßwerte bei Injektion von 1,0 mg/kg KG Methohexital

Minuten	−2	+2	+4	+8	+13
Histamin [ng/ml]	0,400 ±0,082	0,359 ±0,08	0,368 ±0,09	0,411 ±0,15	0,374 ±0,09
MAP [mm Hg]	85,2 ±10,5	84,7 ±9,5	76,9 ±6,6	80,3 ±8,6	89,9 ±10,0
Herzfrequenz [Schläge/min]	65,3 ±9,2	76,2* ±7,9	65,6 ±7,6	61,1 ±8,6	69,8 ±16,1

Wilcoxon-Test: *** $p < 0,0005$; ** $p < 0,005$; * $p < 0,05$

In Tabelle 2 sieht man die Plasmahistaminverläufe und das Kreislaufverhalten nach Methohexitalinjektion in demselben Versuchsaufbau wie eben bei Propofol beschrieben. Nach der Injektion von 1 mg/kg KG Methohexital konnten wir keine signifikanten Veränderungen des Plasmahistaminspiegels feststellen; aber im Gegensatz zur Propofolinjektion fehlte hier auch die ausgeprägte Hypotonie- und Bradykardieneigung.

Das Verhalten des Plasmahistaminspiegels nach Propofolgabe wurde bisher von 2 Gruppen untersucht (Tabelle 3):

Doenicke et al. [4] untersuchten 16 Patienten und fanden wie wir im Verlauf einer 30minütigen Beobachtungszeit ebenfalls keine Veränderungen der Plasmahistaminkonzentration.

Fahmy et al. [5] untersuchten 20 Patienten und konnten 2 min nach der Injektion auch keinen signifikanten Anstieg der Plasmahistaminkonzentration feststellen. Bei dieser Untersuchung fallen jedoch die enormen Streuungen der Meßwerte auf, so daß über das Verhalten des Histamins im Einzelfall nichts gesagt werden kann.

Tabelle 3. Ergebnisse anderer Autoren bei Injektion von Propofol

Doenicke et al. [4]
Plasmahistaminkonzentration [ng/ml] nach 2 mg/kg KG Propofol (n = 10)

Zeit [min]	0	3	5	10	15	30
Mittelwert	0,43	0,51	0,44	0,44	0,42	0,42
Median	0,40	0,47	0,36	0,35	0,36	0,38
Streubreite	0,11–0,80	0,21–0,98	0,17–1,02	0,26–1,09	0,23–1,00	0,13–0,92

Fahmy et al. [5]
Plasmahistaminkonzentration [ng/ml] nach 2,5 mg/kg KG Propofol (n = 20)

	vor Propofolinjektion	2 min nach Propofolinjektion
Mittelwert	0,508	0,473
Standardabweichung	±0,518	±0,479

Zusammenfassend kann man also sagen, daß auch wir in Einklang mit anderen Untersuchergruppen nach Propofolgabe keine Erhöhung des Plasmahistaminspiegels gemessen haben, und daß die beschriebenen und auch von uns beobachteten hämodynamischen Veränderungen in keiner Beziehung zur Histaminfreisetzung stehen.

Literatur

1. Aken H van, Meinshausen E, Möllmann M, Brüssel T, Heinecke A (1986) Haemodynamic effects of anesthesia induction with diprivan. Maudrich, Wien München Bern (Beiträge zur Anästhesiologie und Intensivmedizin, Bd 16, S 192)
2. Beaven MA, Robinson-White A, Roderick NB, Kauffmann GL (1982) The demonstration of histamine release in clinical conditions. Klin Wochenschr 60:873–881
3. Doenicke A, Lorenz W (1985) Histaminfreisetzung durch Arzneimittel. Allgemeiner Überblick. In: Doenicke A (Hrsg) Histamin- und Histamin-Rezeptor-Antagonisten. Springer, Berlin Heidelberg New York Tokyo, S 5–20
4. Doenicke A, Lorenz W, Stanworth D, Duka T, Glen JB (1985) Effects of propofol (diprivan) on histamine release, immunoglobulin levels and activation of complement in healthy volunteers. Postgrad Med J [Suppl 3] 61:15–20
5. Fahmy NR, Alkhouli HM, Mefford I, Caliguri E, Durkin T (1985) Hemodynamics, histamine release and plasma catecholamines following anesthetic induction with diprivan or thiopental. Anesthesiology 65 3a:A360
6. Lorenz W, Doenicke A (1985) Anaphylactoid reactions and histamine release by barbiturate induction agents: Clinical relevance and patho-mechanism. Anesthesiology 63 4:351–352
7. Moss J, Rosow CE (1983) Histamine release by narcotics and muscle relaxants in humans. Anesthesiology 59:330–339
8. Nightingale P, Petts NV, Healy TEJ, Kay B, McGuiness K (1985) Induction of anaesthesia with propofol (diprivan) or thiopentone and interactions with suxamethonium, atracurium and vecuronium. Postgrad Med J [Suppl 3] 61:31–34
9. Patrick MR, Blair IJ, Feneck RO, Sebel PS (1985) A comparison of the haemodynamic effects of propofol (diprivan) and thiopentone in patients with coronary artery disease. Postgrad Med J [Suppl 3] 61:23–27

Erste klinische Erfahrungen mit Propofol

S. von Bülow, J. Busse und A. Kentgens

Zusammenfassung

In unseren Untersuchungen wurde Propofol zur Einleitung und Aufrechterhaltung von Masken- und Intubationsnarkosen mit der Narkoseführung durch das Hypnotikum Methohexital bzw. Methohexital/Isofluran verglichen. Bei den Maskennarkosen zeigten sich keine wesentlichen Unterschiede im Narkoseverlauf. Bei den Intubationsnarkosen zeichnete sich das Propofol durch geringere Beeinflussung des Kreislaufverhaltens aus.

In der Narkoseführung gab es in der I. Gruppe ebenfalls keine wesentlichen Unterschiede. In der II. Gruppe zeigten 89,4% ein gutes, 10% ein mäßiges intraoperatives Verhalten. In der Methohexital-Gruppe wurden 65% als gut und 35% als mäßig bezeichnet. Die Orientierungszeit, d. h. die Zeit zwischen der letzten Hypnotikum-Gabe bis zur Angabe des Geburtsdatums durch den Patienten, lag im Durchschnitt in der Methohexital-Gruppe ca. 1,5 min über der Vergleichsgruppe. Die Patienten benötigten in der I. Gruppe in 77% bzw. 88% postoperativ im Aufwachraum kein Analgetikum, allerdings ist dies wohl nicht auf eine analgetische Wirkung des Hypnotikums zurückzuführen, sondern auf den Wachheitsgrad der Patienten, die sehr schnell auf die Station verlegt werden konnten. Weder dem Methohexital noch dem Propofol ist eine analgetische Wirkung zuzuschreiben. Zu Beginn unserer Untersuchungen wurde kein Lachgas verwendet, die Patienten benötigten sehr hohe Dosen des Analgetikums und klagten postoperativ über Übelkeit. Erst bei der Gabe von Lachgas normalisierten sich die notwendigen Dosen des Analgetikums.

Propofol erwies sich als ein sicheres Hypnotikum, das eine angenehme schnelle Einschlafphase bewirkte ohne ernste Nebenwirkungen bei der Einleitung oder während des weiteren Narkoseverlaufs. In fast allen Fällen waren die Patienten im Aufwachraum wieder sehr schnell wach und erlangten ihre Orientierung, ohne daß eine längere Nachschlafzeit auftrat.

Seit einigen Jahren wird in verschiedenen Untersuchungsreihen das jetzt in Intralipid gelöste Propofol als Hypnotikum verwendet. Es scheint einem idealen i. v. Hypnotikum nahe zu kommen, das folgende Eigenschaften aufweisen sollte: Nach einer zügigen und problemlosen Narkoseeinleitung bei stabilen Kreislaufverhältnissen sollte es zu einer ausreichenden Narkosetiefe führen, gut steuerbar sein, wenig Nebenwirkungen besitzen und nach Ende der Narkose den Patienten ermöglichen, schnell zu erwachen und die Orientierung zu erlangen. In unseren beiden randomisierten Untersuchungen wurden Propofol (Disoprivan) und

Methohexital (Brevimytal) bei Masken- bzw. Intubationsnarkosen miteinander verglichen. Dabei fanden die Kreislaufverhältnisse, die Nebenwirkungen und die Qualität der Narkoseführung besondere Berücksichtigung. Alle Patienten wurden bei der Prämedikationsvisite über die Verwendung von Propofol aufgeklärt und stimmten schriftlich zu.

Methodik

Gruppe I: 50 Patienten im Alter von 18 bis 65 Jahren der ASA Gruppen I und II wurden in Maskennarkosen unfallchirurgisch versorgt. 1,5 h nach der Prämedikation mit Flunitrazepam (1–2 mg oral) wurde im Operationssaal Pentazozin injiziert (30–60 mg).

Ca. 5 min vor Beginn der Operation erfolgte die Einleitung der Narkose durch Propofol (2,5 mg/kg KG) bzw. Methohexital (2,0 mg/kg KG). Die Patienten atmeten assistiert oder spontan (N_2O/O_2 im Verhältnis 2:1) bis zum Ende der Operation. Bei Bedarf wurde das entsprechende Hypnotikum als Bolusgabe (10–40 mg) nachinjiziert. Die Ausleitung erfolgte mit O_2 ($FiO_2 = 1,0$).

Gruppe II: In Intubationsnarkosen wurden 40 Patienten im Alter von 26 bis 58 Jahren der ASA-Gruppen I und II an der Bandscheibe operiert. Ca. 1,5 h nach der Prämedikation mit Flunitrazepam (1–2 mg oral) wurden im Einleitungsraum 2,5 mg DHBP und 0,25 mg Atropin injiziert. Danach leiteten wir die Narkose mit Propofol (2,5 mg/kg KG) bzw. Methohexital (2,0 mg/kg KG) und Isofluran ein. Nach Analgesie mit Alfentanil (0,5–1,0 mg) und Relaxierung wurde der Patient intubiert. Während die Narkose aufrechterhalten wurde, beatmeten wir die Patienten mit N_2O/O_2 (2:1). Kontinuierlich wurde Propofol über einen Perfusor (0,1–0,2 mg/kg/min) injiziert bzw. Isofluran (0,5–1,0 Vol.-%) als volatiles Hypnotikum gegeben. Bei Bedarf wurden Alfentanil und Vecuronium nachinjiziert. Die Narkose wurde mit O_2 ($FiO_2 = 1,0$) ausgeleitet.

Ergebnisse

Besondere Beachtung fanden in unseren Untersuchungen die Kreislaufverhältnisse während der Narkoseführung. In der I. Gruppe (Maskennarkosen) fiel der Blutdruck nach Injektion von Propofol (Abb. 1) systolisch um ca. 10%, um im weiteren Verlauf wieder den Ausgangswert zu erreichen. Die Herzfrequenz sank ebenfalls um ca. 10%, blieb aber im folgenden stets unter dem Ausgangswert. Bei der Verwendung von Methohexital (Abb. 2) zeigte sich ein anderes Kreislaufverhalten: Der Blutdruck stieg bei der Einleitung um ca. 10% und im weiteren Verlauf auf 15% an. Die Herzfrequenz blieb relativ stabil.

In der II. Gruppe (Intubationsnarkosen) änderten sich bei Verwendung von Propofol (Abb. 3) die Blutdruckwerte bei der Einleitung und Intubation kaum. Lediglich die Herzfrequenz stieg um ca. 8% an. Der anschließende Narkoseverlauf zeichnete sich durch Kreislaufstabilität aus. Bei der Gabe von Methohexital

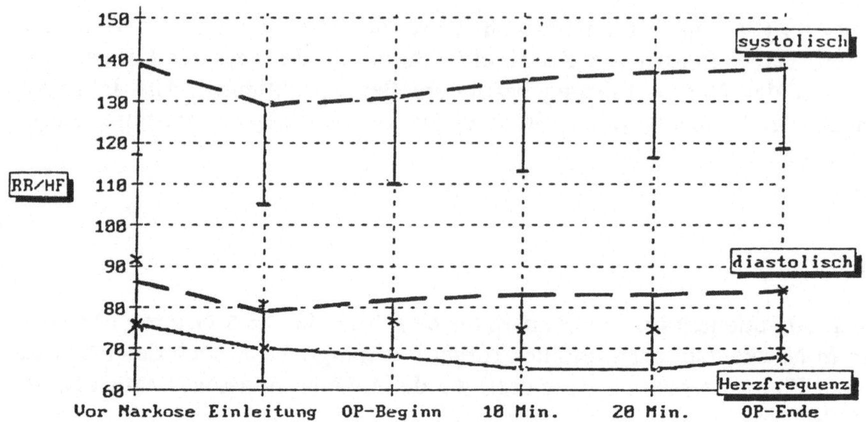

Abb. 1. Blutdruck und Herzfrequenz unter Propofol (n = 22)

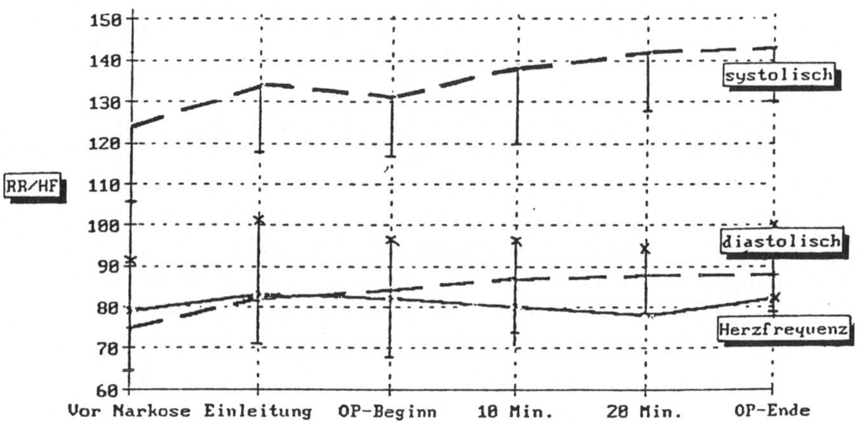

Abb. 2. Blutdruck und Herzfrequenz unter Methohexital (n = 26)

und Isofluran (Abb. 4) kam es nach Einleitung und Intubation zu einem Blutdruckabfall um ca. 10%, während die Herzfrequenz um 7% anstieg. Im weiteren Verlauf der Narkose stiegen die gemessenen Kreislaufparameter wieder an und lagen zum Zeitpunkt des Operationsendes 10% höher als zu Beginn der Messungen.

In der Gruppe der Maskennarkosen trat bei allen Patienten eine Apnoe auf, die im Durchschnitt 3,3 bzw. 3 min dauerte. 50% der Patienten der Propofol- und 38,9% der Methohexital-Gruppe atmeten danach spontan. Arterielle Blutgasanalysen zeigten, daß sie ausreichend ventiliert waren, der pCO_2 lag bei 42,8 bzw. 44 mm Hg. In der I. Gruppe handelte es sich um Narkosen von einer durchschnittlichen Dauer von 33 bzw. 34,8 min. Der Verbrauch des Hypnotikums lag bei 0,12 mg Propofol bzw. 0,10 mg Methohexital/kg KG/min. In der Gruppe der neurochirurgisch versorgten Patienten wurden für eine Narkosedauer von 60,6 min 0,16 mg/kg KG/min Propofol für eine ausreichende Narkosetiefe benötigt.

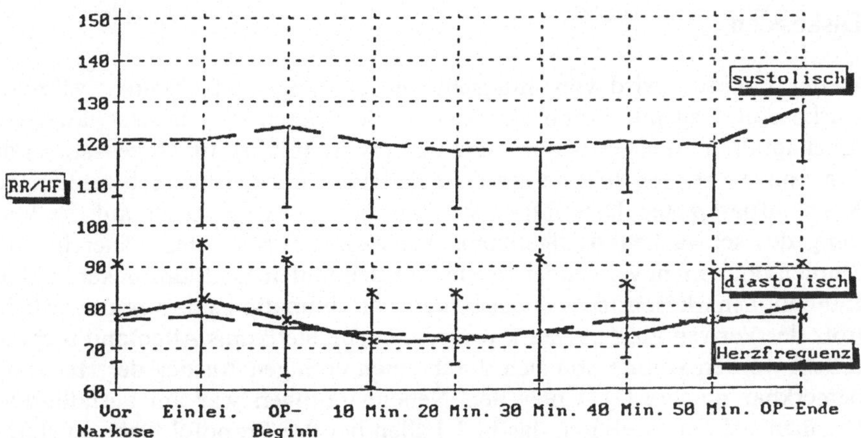

Abb. 3. Blutdruck und Herzfrequenz unter Propofol (n = 19)

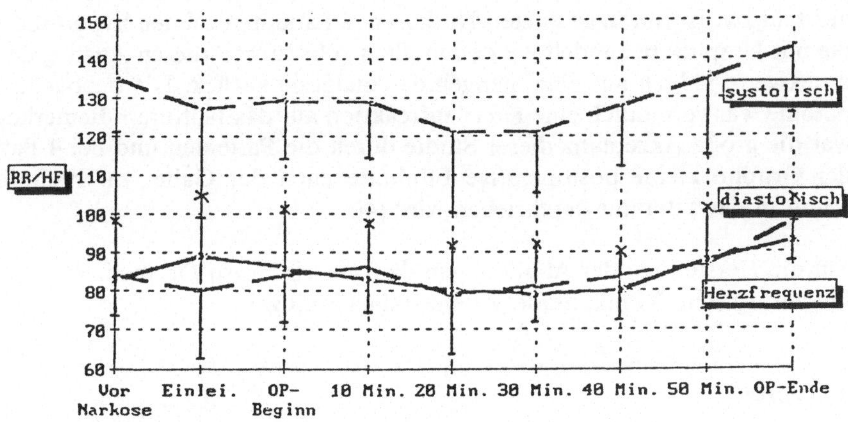

Abb. 4. Blutdruck und Herzfrequenz unter Methohexital (n = 20)

Nebenwirkungen

Als sehr störende Nebenwirkung zeigte sich bei 10 der mit Methohexital eingeleiteten Narkosen (21,7%) ein Singultus, der bei der Verwendung von Propofol nicht auftrat. Shivering bemerkten wir nach 10 der mit Propofol (24,3%) und 7 der mit Methohexital/Isofluran (15,2%) geführten Narkosen. Es wurde stets mit 25 mg Dolantin i.v. und O_2-Gabe erfolgreich therapiert. Lokale Beschwerden nach Injektion des Hypnotikums traten in jeweils 19,5% der Narkosen auf. Allerdings mußten 3 der Einleitungen mit Propofol wegen unerträglicher Schmerzen abgebrochen werden. Behandlungswürdige, kreislaufrelevante Nebenwirkungen (Hypotonie, Hypertonie) zeigten sich nur in 3 der mit Methohexital geführten Narkosen.

Diskussion

In der Literatur wird von unterschiedlichem Kreislaufverhalten während der Narkoseführung mit Propofol berichtet. So zeigten sich dosisabhängige Blutdruckabfälle in der Größenordnung von bis zu 40% [1]. Im Gegensatz zu diesen Ergebnissen zeigten sich bei unseren Patienten nur geringe Schwankungen der Kreislaufparameter. Dies führen wir bei den Maskennarkosen auf die Verwendung des schwachen Analgetikums Pentazozin zurück, das bisher in anderen Studien noch nicht verwendet wurde. Für den fehlenden Blutdruckabfall bei den Intubationsnarkosen ist wahrscheinlich der Intubationsreiz verantwortlich, der trotz der Verwendung des stark wirksamen Analgetikums Alfentanil nicht unterdrückt werden konnte und sich durch einen geringen Anstieg der Herzfrequenz bemerkbar machte [2]. Unter den Nebenwirkungen war am auffälligsten das Brennen bei der Injektion, das in 3 Fällen bei der Propofol-Gabe so stark war, daß die Weiterführung der Narkoseeinleitung mit diesem Hypnotikum nicht mehr möglich war. Allerdings kam es in keinem Fall zu einer Thrombophlebitis [3]. Zu kreislaufrelevanten Nebenwirkungen kam es in 3 Fällen der mit Methohexital bzw. Isofluran geleiteten Narkosen. 2 Patienten zeigten hypertone Werte, die mit Urapidil behandelt werden mußten. Wir führen diesen Anstieg der Blutdruckwerte jedoch auf eine mangelnde Analgesie zurück. Die beobachtete Hypotonie war vermutlich eine Kreislaufreaktion auf das Isofluran. Bemerkenswert war die große Akzeptanz dieser Studie durch die Patienten und bei 4 Patienten der Gruppe I eine postoperative Euphorie nach der Gabe von Propofol, die schon in der Literatur beschrieben wird [4].

Für die Herstellung der Abbildungen danken wir Herrn Dr. med. W. Kühl, Unfallchirurgische Klinik, Städt. Krankenhaus Solingen.

Literatur

1. Coates DP et al (1985) Propofol by intravenous infusion with nitrous oxide: Dose requirements and haemodynamic effects. Postgrad Med J [Suppl 3] 61:76–79
2. Meinshausen E et al (1985) Effects of intubation on diprivan induced cardiovascular depression. In: Europ. Anaesthesiekongreß, Wien 1985
3. Servin F et al (1986) Use of propofol in an emulsion formulation for total intravenous anaesthesica. In: Europ. Anaesthesiekongreß, Wien 1985
4. Martinelli M et al (1985) Preliminary results with propofol in boluses and continuous infusion. In: Europ. Anaesthesiekongreß, Wien 1985

Narkoseeinleitung und Unterhaltung mit Propofol (Disoprivan®) i. v.

N. Krieg, S. K. G. Goetz und P. Koenig

Zusammenfassung

40 ASA I–III Patienten wurden nach Narkoseeinleitung mit Propofol (1,98 mg/ kg) entweder mit Isofluran (0,69% endexspiratorische Konzentration) oder mit Propofol 0,123 mg/kg min über Perfusor narkotisiert. Beatmet wurden die Patienten mit 66% Lachgas in Sauerstoff. Kreislaufreaktionen bei Einleitung und Operationsbeginn lagen in ähnlichen Größenordnungen in beiden Untersuchungsgruppen. Die Narkoseausleitung scheint in der Propofolgruppe schneller und streßärmer zu verlaufen. Schwerwiegende Nebenwirkungen wurden in keiner Narkosegruppe beobachtet.

Einleitung

Propofol (ICI 35 868) ist ein 2fach propyliertes Phenol. Die Substanz führt beim Patienten nach intravenöser Injektion rasch einen Schlaf herbei und kann deshalb zur Einleitung von Narkosen verwendet werden. Erste klinische Untersuchungen zeigten, daß Propofol alle Eigenschaften besitzt, die ein potentes Einschlafmittel auszeichnen: schneller, exzitationsfreier Wirkungseintritt, kurze Wirkungsdauer und rasches streßfreies Erwachen [12]. Es zeigten sich jedoch auch beträchtliche Nebenwirkungen [2], die offenbar auf den verwendeten Lösungsvermittler zurückzuführen waren [5]. Propofol (ICI 35 868) war zunächst trotz seiner günstigen pharmakodynamischen Eigenschaften für den Routineeinsatz unbrauchbar.

Eine danach entwickelte Galenik von Propofol, in der die Substanz als Emulsion in einer 10%igen Fettlösung aufbereitet war, führte die beschriebenen Nebenwirkungen nicht mehr herbei [16]. Statistisch signifikante Histaminliberationen waren mit der neuen Galenik nicht mehr nachzuweisen [4]. Der schnelle Wirkungseintritt und das rasche nebenwirkungsfreie Abklingen des Propofolschlafes waren jedoch nach wie vor vorhanden. Diese pharmakodynamischen Eigenschaften machten Propofol zu einer außerordentlich gut steuerbaren Substanz.

Wegen der letztgenannten Eigenschaft von Propofol haben wir in einer klinischen Studie die Brauchbarkeit von Propofol zur Unterhaltung von Narkosen untersucht. Propofol wurde intubierten und mit Lachgas/Sauerstoff (2/1) beatmeten Patienten mit einem Perfusor verabreicht. Die Pharmakodynamik der Propofolnarkose wurde mit derjenigen von Isofluran/Lachgas verglichen.

Die vorliegende Studie wurde an 40 Patienten durchgeführt, die zu elektiven chirurgischen Extremitäteneingriffen anstanden. Die Einwilligung zur geplanten Untersuchung wurde bei allen betroffenen Patienten eingeholt.

Methode

Patienten

In die vergleichende Studie waren 40 Patienten (11 Frauen und 29 Männer) eingeschlossen. Sie waren zu elektivchirurgischen Eingriffen im Bereich der Extremitäten von etwa 2 h Dauer vorgesehen. Die Patienten wurden in die Risikogruppen ASA I bis III klassifiziert. Das Lebensalter der Patienten betrug im Mittel 38 Jahre (Bereich 18–68). Die Körpergröße bzw. das Gewicht betrugen 172±2 cm (Bereich 158–193) bzw. 72±2 kg (Bereich 48–102). Die Patienten waren normalgewichtig. Als Prämedikation erhielten sie 10 mg Diazepam oral etwa 1 h vor Beginn der Narkose. Vagusblocker wurden nicht verabreicht.

Narkoseeinleitung

Nach Anlegen eines intravenösen Zugangs wurde den Patienten 0,1 mg Fentanyl intravenös appliziert und unmittelbar im Anschluß daran Propofol mit einer Geschwindigkeit von 2–3 mg/s bis zum Verschwinden des Lidreflexes injiziert. Trat unter der Injektion von Propofol eine Apnoe auf, so wurde nach längstens 1 min Apnoezeit über eine Gesichtsmaske mit Sauerstoff beatmet. Anschließend wurden die Patienten nach Injektion von 1 mg/kg Succinylcholin orotracheal intubiert und mit 66% Lachgas in Sauerstoff maschinell beatmet. Das Atemminutenvolumen wurde auf eine endexspiratorische CO_2-Konzentration von 4,5–5% eingestellt.

Propofol-, Isofluran-Narkose

Zur Unterhaltung der Narkose wurde 20 Patienten Propofol in einer Dosis von zunächst 0,2 mg/kg min appliziert (Perfusor). Die Dosis wurde nach etwa 5–10 min schrittweise reduziert, bis eine adäquate Narkosetiefe herbeigeführt war. Die Patienten der Isoflurangruppe erhielten mit Hilfe eines Verdampfers die zu einer adäquaten Narkosetiefe nötigen Anästhetikadosen. Kam es bei Beginn der Operation zu Reaktionen, die auf eine zu flache Narkose hindeuteten, so wurden in der Propofolgruppe 10–20 mg Propofol und in der Isoflurangruppe 0,1 mg Fentanyl nachinjiziert.

Monitoring

Neben Blutdruck und Pulsfrequenz in 5-Minuten-Abstand wurde bei allen Patienten die endexspiratorische CO_2-Konzentration registriert. Blutgasanalysen wurden vor und nach Narkoseeinleitung sowie etwa 30 min vor Narkoseende abgenommen. Darüber hinaus wurde auf lokale bzw. auf generalisierte Hautreaktionen geachtet. Nebenwirkungen wie Schmerzen bei Injektion, Probleme bei Maskenbeatmung, Kloni, bronchospastische Episoden, Singultus und ähnliches wurden registriert. Postoperativ wurden alle Patienten nach subjektiven Nebenwirkungen befragt.

Auswertung

Bei allen Patienten wurde die Einschlafzeit (Beginn der Injektion bis zum Verschwinden des Lidreflexes) und die Einschlafdosis von Propofol ermittelt. Blutdruck und Pulsfrequenz wurden vor Narkoseeinleitung, nach Propofolinjektion, unmittelbar nach Intubation und 5 min nach Intubation registriert; weiterhin 1 min vor und 1 bzw. 5 und 10 min nach Hautinzision. Während Narkoseausleitung wurden Blutdruck und Herzfrequenz zu folgenden Meßzeitpunkten registriert: 5 min vor und unmittelbar nach Diskonnektion von Propofol (Isofluran), unmittelbar nach sowie 5 bzw. 10 min nach Diskonnektion von Lachgas und schließlich nach erfolgter Extubation.

Mit Ausnahme der Meßwerte bei Narkoseeinleitung wurden die Meßwerte nach Narkosegruppen zusammengestellt. Als Ausleitzeit wurde die Dauer vom Diskonnektieren der Propofol- bzw. Isofluranzufuhr bis zum Zeitpunkt, da der Patient in der Lage war, differenzierte Fragen (Geburtsdatum) zu beantworten, definiert.

Statistische Auswertung

Blutdruck und Pulsfrequenz wurden zwischen den Untersuchungsgruppen auf statistisch signifikante Unterschiede getestet (Wilcoxon-Mann-Withney-Test). Als Signifikanzniveau wurde eine Irrtumswahrscheinlichkeit von 5% angenommen.

Ergebnisse

Einleitdosis, Einleitzeit, n = 40

Die mittlere Einleitdosis Propofol betrug 1,98 mg/kg (Bereich: 0,99–3,54) und die mittlere Einschlafzeit wurde mit 1 min 32 s (Bereich: 40 s–3 min 10 s) ermittelt. Während Narkoseeinleitung mit Propofol zeigten alle Patienten einen Abfall des arteriellen Blutdrucks, der im Mittel um 10% des Ausgangswerts lag. Der Abfall der Pulsfrequenz bei Narkoseeinleitung mit Propofol betrug im Mittel 4%

des Ausgangswertes. Unter der Intubation stiegen beide Parameter um etwa 5% des Ausgangswertes an. 5 min nach Intubation waren erneut der mittlere Blutdruck um 18% und die mittlere Pulsfrequenz um 10% vom Ausgangswert abgefallen. Die Ergebnisse sind in Abb. 1 graphisch dargestellt. Schmerzen bei Injektion von Propofol wurden von 2 Patienten angegeben, vorübergehende Hautrötungen über der Injektionsstelle wurden bei 2 weiteren Patienten beobachtet. Generalisierte Exantheme, Probleme bei Maskenbeatmung, Bronchospasmen, Einschlafkloni, Singultus und ähnliches wurde nicht beobachtet. Während der Injektion von Propofol kam es in fast allen Fällen (37 von 40) zum Auftreten einer Apnoe, die nach 60 s durch Maskenbeatmung beendet wurde.

Narkoseunterhaltung

Die mittlere Narkosedauer betrug in der Propofolgruppe 138 ± 27 min (Mean $\pm$ SEM). Während dieser Zeit wurden im Mittel 0,123 mg/kg min (Bereich 0,065–0,243) Propofol mit dem Perfusor appliziert. In der Isoflurangruppe betrug die mittlere Narkosedauer 103 ± 20 min (Mean $\pm$ SEM), die mittlere endexspiratorische Konzentration von Isofluran betrug 0,69% (Bereich 0,5–1,1).

Reaktionen bei Hautschnitt

Bei Durchführung der Hautinzision lag der mittlere Blutdruck der Propofolgruppe geringfügig über demjenigen der Isoflurangruppe, die mittlere Pulsfrequenz der Propofolgruppe lag geringfügig unter derjenigen der Isoflurangruppe. Beide Unterschiede waren statistisch nicht signifikant. Die Kreislaufreaktionen bei Hautschnitt waren in beiden Untersuchungsgruppen minimal. Blutdruck- und Pulsfrequenzänderungen bei Operationsbeginn sind in Abb. 2 dargestellt. Klinische Zeichen einer zu flachen Narkose (motorische Unruhe bei Schnitt) zeigten sich bei Propofolnarkose in 8 Fällen und bei Isoflurannarkose in 3 Fällen. Im weiteren Verlauf der Narkose ließen sich in beiden Untersuchungsgrup-

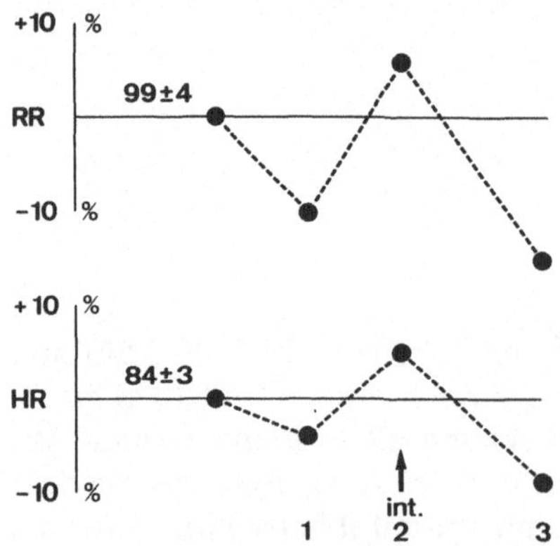

Abb. 1. Arterieller Mitteldruck (RR) und Herzfrequenz (HR) während Narkoseeinleitung mit Propofol in % Änderung vom Ausgangswert; (1) nach Propofolinjektion, (2) nach Intubation, (3) 5 Minuten nach Intubation

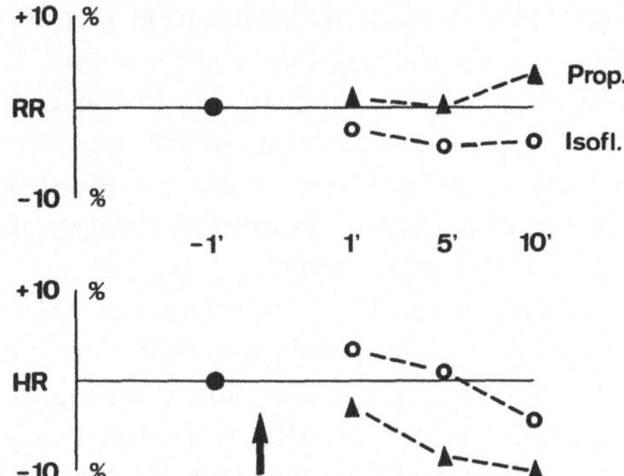

Abb. 2. Arterieller Mitteldruck (RR) und Herzfrequenz (HR) bei Operationsbeginn in % Änderung des Ausgangswerts; 1 min vor bzw. 1, 5 und 10 min nach Hautschnitt (n = 20 in jeder Gruppe)

pen Blutdruck und Pulsfrequenz ohne Probleme innerhalb normaler Grenzen halten. Die Steuerbarkeit der Propofolnarkose entsprach derjenigen der Isoflurannarkose. Die Ergebnisse der Blutgasanlaysen und der Säure-Basen-Haushalt waren bei allen Patienten im Normbereich. Auffallend war, daß in der Propofolgruppe die mittlere Pulsfrequenz während des gesamten Beobachtungszeitraums um ca. 20 Schläge pro Minute niedriger lag als in der Isoflurangruppe. Statistisch signifikant war dieser Unterschied allerdings nicht.

Narkoseausleitung

Nach Diskonnektion der Anästhetikazufuhr kam es in beiden Gruppen zu einem Anstieg des mittleren arteriellen Blutdrucks, der in der Isoflurangruppe mit einem Maximum von plus 40% (bezogen auf den Wert vor Abdrehen der Narko-

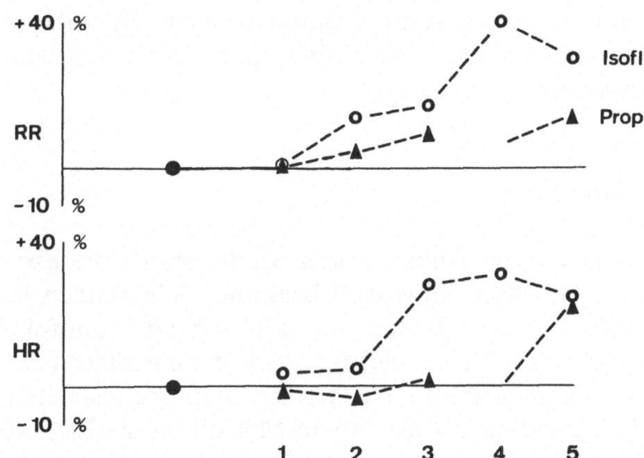

Abb. 3. Arterieller Mitteldruck (RR) und Herzfrequenz (HR) während Narkoseausleitung und Extubation; % Änderung vom Ausgangswert; (1) Diskonnektion von Propofol bzw. Isofluran, (2) Diskonnektion von Lachgas, (3) und (4) 5 bzw. 10 min nach Diskonnektion von Lachgas, (5) nach Extubation; zum Zeitpunkt (4) waren 18 von 20 Propofolpatienten bereits extubiert (n = 20 in jeder Gruppe)

segase) viel deutlicher ausgeprägt war als in der Propofolgruppe (plus 8%). Gleiches gilt für die mittlere Pulsfrequenz. Erst nach Extubation stiegen Blutdruck und Pulsfrequenz auch in der Propofolgruppe an. Der prozentuale Anstieg war in beiden Gruppen zwar gleich, bei unterschiedlichen Ausgangswerten lag der erreichte absolute Wert in der Propfolgruppe aber deutlich niedriger. Die Ergebnisse sind in Abb. 3 graphisch dargestellt.

Die mittlere Ausleitzeit betrug in der Isoflurangruppe 17 ± 2 min und in der Propofolgruppe 12 ± 1 min (jeweils Mean $\pm$ SEM). Die kürzere mittlere Ausleitzeit in der Propofolgruppe ließ sich jedoch statistisch nicht sichern. Klinisch hatte man den Eindruck, daß die Patienten der Propofolgruppe wacher und kooperativer waren als die Patienten der Isoflurangruppe. Bei den Patienten der Propofolgruppe fiel postoperativ eine euphorische Stimmungslage auf.

Subjektives Urteil der Patienten

Die Propofolnarkosen wurden von allen Patienten subjektiv als außerordentlich angenehm empfunden.

Diskussion

Die vorliegende Studie unterscheidet sich von anderen Propofolstudien dadurch, daß weder die Narkoseeinleitung noch die Narkoseunterhaltung mit festgelegten Propofoldosen durchgeführt wurden. Vielmehr war es das Bestreben, diejenige Dosis, die individuell von jedem Patienten zum Erreichen einer ausreichenden Narkosetiefe benötigt wurde, experimentell zu ermitteln. Nur bei streng bedarfsadaptierter Dosierung können die pharmakokinetischen Vorteile einer Substanz wie Propofol, nämlich: außerordentlich kurze Verteilungshalbwertszeiten und hohe Clearanceraten (zit. nach [3]), auch pharmakodynamisch wirksam werden. Auf eine bedarfsadaptierte Dosierung wurde deshalb bei dieser Studie besonders Wert gelegt.

Einleitdosis

Aufgrund der Anlage dieser Studie wurde die Einleitdosis von Propofol für jeden Patienten individuell bestimmt. Wir fanden bei 40 untersuchten Patienten einen mittleren Bedarf von 1,98 mg/kg Propofol. McCollum et al. [15] halten diese Dosis für zu niedrig: „… it is immediately obvious that … 2 mg/kg is not an adequate dose …". Wir stimmen grundsätzlich dieser Ansicht zu. Ursache dafür, daß nach Ansicht von McCollum die Einleitdosis von 2 mg/kg zu niedrig liegt, sind beträchtliche interindividuelle Schwankungen in der Sensibilität gegenüber Propofol.

Der Bereich der gefundenen Einleitdosen lag zwischen 0,99 und 3,54 mg/kg (!). Betrachtet man die zugehörige Häufigkeitsverteilung (Tabelle 1), so wird deutlich, daß ⅘ aller Patienten eine Einleitdose zwischen 1 und 2,5 mg/kg benö-

Tabelle 1. Häufigkeitsverteilung der gefundenen Einleitdosen von Propofol (n = 40)

Dosis (mg/kg)	Häufigkeitsverteilung	[n]
	X	1
1,0		
	XXXXXXX	7
1,5		
	XXXXXXXXXXXXXX	14
2,0		
	XXXXXXXXXXXX	12
2,5		
	XXXXX	5
3,0		
	X	1

tigen, während 6 weitere Patienten noch höhere Dosen zum Einschlafen benötigen. Die gefundene mittlere Dosis ist tatsächlich für fast die Hälfte der Patienten nicht ausreichend. Die Äquipotenzdosis zu Thiopental liegt nach unseren Ergebnissen höher als von Glen u. Hunter [6] publiziert. Wir finden einen Äquipotenzfaktor von 0,4 bis 0,5 zu Thiopental.

Altersabhängigkeit der Einleitdosis

Eine Altersabhängigkeit der benötigten Einleitdosis von Propofol haben wir bei unseren Patienten nicht nachweisen können. Die lineare Regressionsanalyse zwischen Einleitdosis und Lebensalter ergab bei einer Irrtumswahrscheinlichkeit von 5% einen Korrelationskoeffizienten von nur 0,1. Es ist somit keine Korrelation nachweisbar. Wir können die von anderen Autoren mit weniger zuverlässigen Methoden [15, 19] nachgewiesene Altersabhängigkeit nicht bestätigen.

Kreislaufreaktion bei Narkoseeinleitung

Bei Narkoseeinleitung mit Propofol reagierten 31 von 40 Patienten mit einem mehr oder minder großen Abfall des systolischen Blutdrucks. In 3 Fällen betrug der Druckabfall mehr als 40 Torr. Der Absolutwert lag aber nach Einleitung in keinem Fall niedriger als 80 Torr. Kritische Hypotoniezustände wurden demnach nicht beobachtet. Patrick et al. [18] berichten – trotz geringerer Einleitdosen – über deutlich größere Kreislaufreaktionen. Die Ursache ist klar. Die Autoren haben mit ihrer festgelegten Einleitdosis von 1,5 mg/kg etwa ⅓ der Patienten nicht bedarfgerecht dosiert, sie haben überdosiert. Hinzu kommt, daß es sich bei den untersuchten Patienten um Patienten mit koronarer Herzkrankheit handelte.

Patrick et al. [18] finden als Ursache des Blutdruckabfalls eine Verminderung des peripheren Gefäßwiderstands, die sie mit etwa 15% beziffern. Der Anstieg des peripheren Gefäßwiderstandes während des Intubationsstresses wird mit ebenfalls etwa 15% (jeweils bezogen auf den Wert vor Einleitung) angegeben [18]. Diese Angaben korrelieren gut mit den von uns beobachteten Änderungen des arteriellen Mitteldrucks während Einleitung und Intubation. Akzeptiert man das sogenannte Rate-Pressure-Product (RPP) als Maß für den myokardialen Sauerstoffverbrauch [8], so wirkt Propofol während Einleitung und besonders während des Intubationsstresses deutlich sauerstoffsparend.

Sonstige Nebenwirkungen

Schmerzen bei Injektion gaben in unserer Studie nur 2 von 40 Patienten an. 2 weitere zeigten eine Hautrötung über der Injektionsstelle ohne Schmerzsensation. Diese Beobachtungen decken sich in der Häufigkeit mit den Erfahrungen anderer Untersucher [1, 14, 16]. Schmerzen bei Injektion scheinen mit der neuen Galenik von Propofol weitgehend eliminiert zu sein. Anders dagegen das Auftreten von Apnoe bei Einleitung. Über 90% unserer Patienten zeigten dieses Symptom. Auch diese Erfahrungen werden von anderen Autoren mit einer ähnlichen Häufigkeit berichtet [1, 17, 18]. Die Häufigkeit, mit der sich eine Apnoe bei Narkoseeinleitung einstellt, liegt deutlich über derjenigen von Thiopental.

Perfusordosis

Die von uns gefundene mittlere Dosis von 0,123 mg/kg min liegt methodisch bedingt deutlich niedriger als die von den meisten anderen Autoren applizierten Dosen [10, 13]. Die Arbeitsgruppe um Prys-Roberts [20] findet eine Unterhaltungsdosis, die sogar etwas niedriger liegt als die von uns gefundene. Die Autoren berechnen nach Perfusorgabe von verschiedenen Propofol-Dosen eine ED 95 für ihre Patienten. Unsere Untersuchung war darauf angelegt, die niedrigste noch ausreichende Dosierung für den jeweiligen Patienten zu finden. Die Perfu-

Tabelle 2. Häufigkeitsverteilung der gefundenen Perfusordosen von Propofol (n = 20)

Dosis (mg/kg min)	Häufigkeitsverteilung	[n]
	X	1
0,080		
	XXX	3
0,100		
	XXXXX	5
0,120		
	XXXXXXX	7
0,140		
	XXX	3
0,160		
	X	1

sorapplikation von Propofol begann mit 0,2 mg/kg min und wurde innerhalb von 10 bis 20 min auf das jeweils benötigte Minimum reduziert. Es muß aber erwähnt werden, daß die benötigten Dosen von Patient zu Patient ähnlich stark schwankten, wie wir das bereits bei den Einleitungsdosen gefunden hatten. Informativer als der oben angegeben Mittelwert und als die von Spelina et al. [20] publizierte ED 95 ist die Häufigkeitsverteilung der applizierten Dosen, die in Tabelle 2 dargestellt ist. Danach wird deutlich, daß nur etwa ⅔ der Patienten mit Dosen zwischen 0,1 und 0,14 mg/kg min auskommen. ⅓ der Patienten benötigen weniger beziehungsweise deutlich mehr. Die höchste applizierte Dosis betrug 0,243 mg/kg min. Dies ist das 4fache der niedrigsten Dosis. Auch hier kann die günstige Pharmakokinetik von Propofol nur durch bedarfadaptierte Dosierung klinisch zum Tragen kommen.

Qualität der Narkose

Nimmt man die Veränderungen von Blutdruck und Pulsfrequenz bei Beginn des operativen Eingriffs als Qualitätsmerkmal, so ist Propofol in der von uns angewendeten Dosierung ein ebenso potentes Narkotikum wie Isofluran. Die gefundenen Kreislaufreaktionen waren minimal (vgl. Abb. 2).

Die Tatsache, daß in der Propofolgruppe immerhin 8 von 20 Patienten wegen motorischer Unruhe bei Operationsbeginn eine zusätzliche Medikation benötigten (in der Isoflurangruppe waren es nur 3), spricht trotz der minimalen Kreislaufreaktionen für eine zu flache Narkose bei diesen Patienten. Grund für die – trotz sichtbarer motorischer Unruhe – ausbleibende Kreislaufreaktion mag die von Propofol verursachte Depression nozizeptiver Reflexe sein, die Glen u. Hunter [6] bereits 1984 bei Mäusen nachgewiesen haben. Es ist dies aber durchaus kein Nachteil der Substanz, da allfällig auftretende Phasen zu flacher Narkose motorisch sichtbar werden und behoben werden können, ohne daß es zu extensiven Erhöhungen des myokardialen Sauerstoffverbrauchs kommt.

Narkoseausleitung und Ausleitzeit

Die mittleren Narkosezeiten in beiden Untersuchungsgruppen lagen um 2 h, allerdings mit einer beträchtlichen Varianz. Die mittlere applizierte Isoflurandosis lag mit 0,69% endexspiratorisch in 66% Lachgas im Normalbereich. Kreislaufreaktionen bei Diskonnektion von Propofol oder Isofluran beziehungsweise von Lachgas waren aber in beiden Gruppen unterschiedlich. Während der Narkoseausleitung bis hin zur Extubation beobachteten wir in der Isoflurangruppe einen Anstieg des mittleren arteriellen Drucks um 40% (Propofol +8%), bezogen auf den Wert vor Beginn der Ausleitung. Die Pulsfrequenzen nahmen im Mittel um ca. 35% zu (Propofol unverändert).

Bei Narkoseausleitung ist die Streßreaktion in der Isoflurangruppe deutlich größer als in der Propofolgruppe. Die prozentualen Pulsfrequenzsteigerungen erreichen in der Propofolgruppe erst nach Extubation die Werte der Isoflurangruppe. Da aber die absoluten Bezugsgrößen in der Propofolgruppe kleiner waren (um ca. 20 Schläge/min), werden trotz gleicher prozentualer Zunahme deutlich geringere Pulsfrequenzsteigerungen nach Extubation gefunden. Der Unterschied ist statistisch signifikant. Ähnliches gilt für die beobachteten Anstiege des arteriellen Blutdrucks. Über Kreislaufreaktionen bei Ausleitung von Propofolnarkosen ist in der Literatur wenig brauchbares zu finden. Die angegebenen Werte können demnach nicht diskutiert werden. Der Hinweis, daß Propofol eine kreislaufschonende, sauerstoffsparende Narkoseausleitung ermöglicht, scheint aber durchaus gerechtfertigt.

Die beobachteten Ausleitungszeiten (Propofol 12, Isofluran 17 min) unterscheiden sich im Mittelwert zwar deutlich, sind aber statistisch nicht zu sichern. Trotzdem bleibt der Eindruck, daß die Patienten der Propofolgruppe schneller erwachen und postoperativ in einem überraschenden Maß kooperativ sind. Dies wurde – wenn auch zum Teil unter anderen experimentellen Bedingungen – auch von anderen Untersuchern beobachtet [9, 11]. Auch die Tatsache, daß viele Patienten postoperativ eine euphorische Stimmungslage zeigen, wird häufig erwähnt.

Zusammenfassend kann festgestellt werden, daß Propofol ein zuverlässig wirkendes Einleitmittel ist. Die Unterhaltung einer Narkose mit Propofol im Perfusor ist ähnlich problemlos wie das Steuern einer Inhalationsnarkose. Die Narkoseausleitung scheint nach Propofolnarkose schneller und streßärmer abzulaufen, als dies bei Isoflurannarkose der Fall ist. Kardiovaskuläre und andere Narkosenebenwirkungen sind bei Propofolnarkosen nicht größer, als sie bei Isoflurannarkosen beobachtet werden. Es muß aber sowohl bei Einleitung als auch bei Unterhaltung der Narkose mit Propofol in jedem Fall eine dem Bedarf angepaßte Dosierung vorgenommen werden. Wegen der großen Sensitivitätschwankungen gegenüber Propofol, die wir bei unseren Patienten beobachtet haben, können Dosierungen, die sich ausschließlich am Körpergewicht der Patienten orientieren, zur Überdosierung und damit zu unerwünschten Kreislaufreaktionen bzw. zu verlängerten Aufwachzeiten führen.

Literatur

1. Briggs LP, White M (1985) The effects of premedication on anaesthesia with propofol (diprivan). Postgrad Med J [Suppl 3] 61:35
2. Briggs LP, Clarke RSJ, Dundee JW, Moore J, Bahar M, Wright PJ (1981) Use of di-isopropyl-phenol as main agent for short procedures. Br J Anaesth 53:1197
3. Cockshott ID (1985) Propofol (diprivan) pharmacokinetics and metabolism – an overview. Postgrad Med J [Suppl 3] 61:45
4. Doenicke A, Lorenz W, Stanworth D, Duka T, Glen JB (1985) Effects of propofol (diprivan) on histamine release, immunoglobulin levels and activation of complement in healthy volunteers. Postgrad Med J [Suppl 3] 61:15
5. Dye J, Watkins J (1980) Suspected anaphylactic reactions to cremophor EL. Br Med J 280:1353
6. Glen JB, Hunter SC (1984) Pharmacology of an emulsion formulation of ICI 35868. Br J Anaesth 56:617
7. entfällt

8. Gobel FL, Nordstrom LA, Nelson RR, Jorgensen CR, Yang Wang (1978) The rate pressure product as an index of myocardial oxigen consumption during exercise in patients with angina pectoris. Circulation 57:549
9. Grant IS, Mackenzie N (1985) Recovery following propofol (diprivan) anaesthesia – a review of three different anaesthetic techniques. Postgrad Med J [Suppl 3] 61:133
10. De Grood PMRM, Ruys AHC, Egmond J, Booij LHDJ, Crul JF (1985) Propofol (diprivan) emulsion for total intravenous anaesthesia. Postgrad Med J [Suppl 3] 61:66
11. Hilton P, Dev VJ, Major E (1985) Effects of age and weight on intravenous anaesthesia with propofol (diprivan) and alfentanil (abstract). Postgrad Med J [Suppl 3] 61:40
12. Kay B, Rolly G (1977) ICI 35868, a new intravenous induction agent. Acta Anaesthesiol Belg 28:303
13. Mackenzie N, Grant IS (1985) Propofol (diprivan) for continuous intravenous anaesthesia. A comparison with methohexitone. Postgrad Med J [Suppl 3] 61:70
14. Mattila MAK, Koski EMJ (1985) Venous sequelae after intravenous propofol (diprivan) – a comparison with methohexitone in short anaesthesia. Postgrad Med J [Suppl 3] 6:162
15. McCollum JSC, Dundee JW, Halliday NJ, Clarke RSJ (1985) Dose response studies with propofol (diprivan) in unpremedicated patients. Postgrad Med J [Suppl 3] 61:85
16. Nightingale P, Healy TEJ, Hargreaves J, McGuinness K, Kay B (1984) Propofol in emulsion form. Induction characteristics and venous sequelae. Br J Anaesth 56:808P
17. Nightingale P, Petts NV, Healy TEJ, Kay B, McGuinness K (1985) Induction of anaesthesia with propofol (diprivan) or thiopentone and interactions with suxamethonium, atracurium and vecuronium. Postgrad Med J [Suppl 3] 61:31
18. Patrick MR, Blair IJ, Feneck RO, Sebel PS (1985) A comparison of the haemodynmaic effects of propofol (diprivan) and thiopentone in patients with coronary artery disease. Postgrad Med J [Suppl 3] 61:23
19. Robinson FP, Dundee JW, Halliday NJ (1985) Age affects the induction dose of propofol (diprivan). Postgrad Med J [Suppl 3] 61:157
20. Spelina KR, Coates DP, Monk CR, Prys-Roberts C, Norley I, Turtle MJ (1986) Dose requirements of propofol by infusion during nitrous oxide anaesthesia in man. Br J Anaesth 58:1080

Propofol (Disoprivan®) und Fentanyl für gynäkologische Kurzeingriffe

E. Alon, R. Brunner und G. Hossli

Zahlreiche Studien haben die hypnotische Wirkung von Propofol als Einleitungs- und Unterhaltungs-Anästhetikum in Kombination mit volatilen Narkotika gezeigt [1, 2, 4, 5, 7]. In der vorliegenden Arbeit wurde die Anwendung von Propofol mit Fentanyl für kurze Eingriffe überprüft.

Methodik

Die Studie umfaßte 48 gesunde weibliche Patienten, die sich kleineren gynäkologischen Operationen zu unterziehen hatten (Tabelle 1).

Die Patienten erhielten keine Prämedikation und atmeten Raumluft mit Ergänzung von Sauerstoff.

Zur Narkoseeinleitung wurde nach 0,05 mg Fentanyl i. v. Propofol 2 mg/kg KG in die laufende Infusion injiziert und dann in einer Dosis von etwa 20 mg nachinjiziert, wenn sich der Patient bewegte.

Intraoperativ wurde der arterielle Blutdruck und die Herzfrequenz alle Minuten, das endexspiratorische CO_2 und die Atemfrequenz mittels Cardiocap (Fa. Datex) registriert. Die transkutane Sauerstoffsättigung wurde mittels Pulsoximeter (Fa. Nellcor) gemessen.

Postoperativ wurde die Aufwachzeit gemessen sowie eine objektive und subjektive Beurteilung der Anästhesie unmittelbar und 6 h nach der Operation vorgenommen. Die statistische Auswertung erfolgte mittels Personal-Computer; die Einzeldaten wurden als Mittelwert mit Standardabweichung angegeben.

Tabelle 1. Demographische Daten

Alter [Jahre]	42 ± 12 (22–66)
Gewicht [kg]	64 ± 10 (48–95)
Größe [cm]	162 ± 8 (145–184)

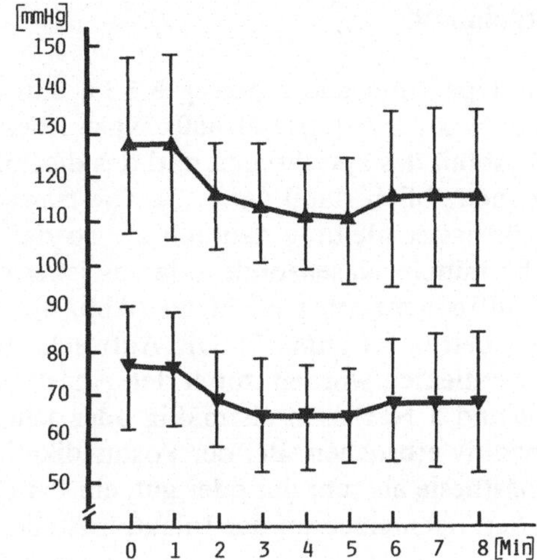

Abb. 1. Systolischer und diastolischer Blutdruck

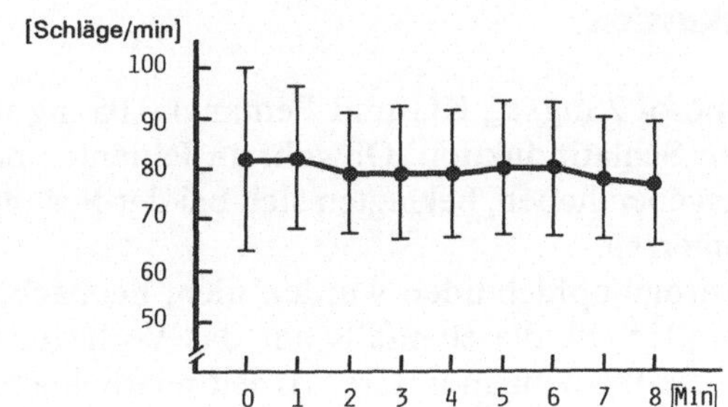

Abb. 2. Herzfrequenz

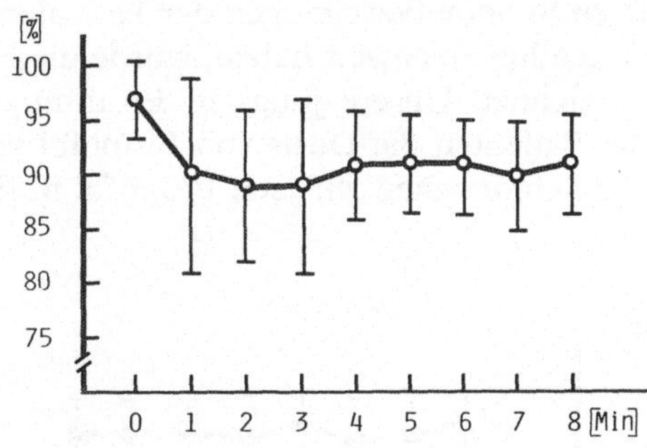

Abb. 3. Sauerstoffsättigung (20 Patienten benötigten Sauerstoffzufuhr mittels Nasensonde oder Maske)

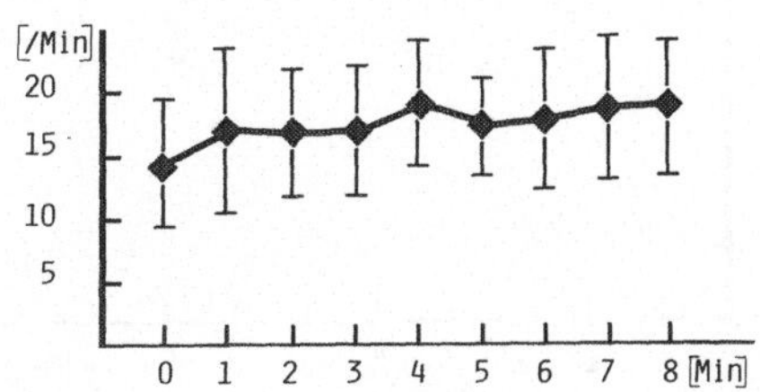

Abb. 4. Atemfrequenz

Ergebnisse

Die Operationsdauer betrug $8 \pm 3,6$ min (3–18), die Gesamtdosis Propofol pro Patient 260 ± 73 mg (140–460). Nach Injektion von Propofol zeigte sich ein leichter Abfall des systolischen und des diastolischen Blutdrucks (Abb. 1). Die Herzfrequenz blieb stabil (Abb. 2). Die transkutane Sauerstoffsättigung fiel bei der Anästhesieeinleitung deutlich ab, so daß 20 Patienten zusätzlich Sauerstoffzufuhr mittels Nasensonde oder assistierte Beatmung benötigten (Abb. 3). Die Atemfrequenz stieg leicht an (Abb. 4), und das maximale endexspiratorische CO_2 betrug 6,1 (Abb. 5). Die Aufwachzeit betrug $4 \pm 2,3$ min. Bei der Übergabe der Patienten wurden durch den Anästhesie-Arzt 42 Narkosen als sehr gut oder gut und 5 Narkosen als mäßig oder schlecht beurteilt. 3 Patienten haben postoperativ erbrochen. Bei der Postmedikation (6 h später) haben 42 Patienten die Anästhesie als sehr gut oder gut, ein Patient als schlecht empfunden. 3 Patienten hatten Schmerzen an der Injektionsstelle.

Diskussion

Propofol 2 mg/kg KG und Fentanyl 0,05 mg führten zur raschen und problemlosen Schlafinduktion. Obwohl 15 Patienten bei der Injektion Venenschmerzen angegeben haben, beklagten sich bei der Postmedikationsvisite nur 3 über solche Schmerzen.

Thrombophlebitiden wurden nicht beobachtet. Im Vergleich zu anderen Studien [2, 5, 8], die ebenfalls auf das Vorliegen von Venenschmerzen hinwiesen, war die Inzidenz in unserer Arbeit relativ hoch, möglicherweise durch die spezifische Befragung der Patienten bedingt.

Propofol 20 mg/min zeigte gute anästhetische Eigenschaften: obwohl die häufigen Spontanbewegungen der Patienten während der Anästhesie manchmal die Operation erschwert haben, wurde die Narkose mehrheitlich als gut bis sehr gut bezeichnet. Unsere jüngsten Erfahrungen zeigen, daß trotz Bewußtseinverlust der Patienten die Dosis von Propofol vereinzelt nicht ausreichend war. Deswegen verabreichen wir jetzt Propofol in fixen Abständen oder in Dauerinfusion.

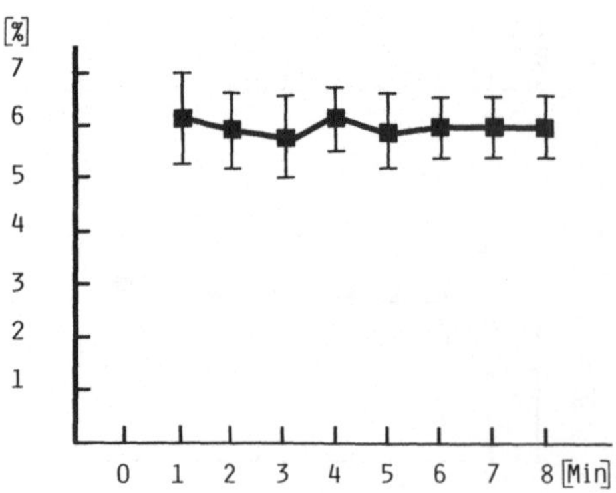

Abb. 5. CO_2 endexspiratorisch

Die leichte Blutdruckabnahme und die kurzdauernde Apnoe waren für diese Anwendungsform und dieses Patientengut kaum von Bedeutung.

Erbrechen trat sehr selten auf. Andere Nebenwirkungen konnten nicht gesehen werden. Auffallend war das schnelle und subjektiv als angenehm empfundene Aufwachen.

Zusammenfassung

Propofol zusammen mit Fentanyl i. v. und mit Sauerstoffgabe ergänzt, stellt eine brauchbare Alternative zur Inhalationsanästhesie für gynäkologische Kurzeingriffe dar.

Literatur

1. Healy TEJ, Hoffbrand BI, Kay B, et al (1985) Propofol (diprivan): A new intravenous anaesthetic. Postgrad Med J [Suppl 3] 61:1–186
2. Hilton P, Dev VJ, Major E (1986) Intravenous anaesthesia with propofol and alfentanil. The influence of age and weight. Anaesthesia 41:640–643
3. Monk CR, Coates DP, Prys-Roberts C, et al (1987) Haemodynamic effects of a prolonged infusion of propofol as a supplement to nitrous oxide anaesthesia. Br J Anaesth 59:954–960
4. Riegler R (1986) Vorläufige klinische Erfahrungen mit Propofol (Diprivan)-Kurznarkosen. Anaesth Intensivmed 4:1–7
5. Schaer H (1986) Disoprivan zur Einleitung und Unterhaltung von Kurznarkosen. Anästhesist 35:531–534
6. Turtle MJ, Cullen P, Prys-Roberts C, et al (1987) Dose requirement of propofol during nitrous oxide anaesthesia in man. Br J Anaesth 59:283–287
7. Ulsamer B, Doenicke A, Laschat M (1986) Propofol im Vergleich zu Etomidate zur Narkoseeinleitung. Anästhesist 35:535–541
8. Verde G, Venchi GA, Caramella F, et al (1986) „Diprivan" nuovo ipnoinduttore per l'anestesia generale. Minerva Anestesiol 52:257–260

Vergleichende Untersuchung diverser intravenöser Narkosen für kleine gynäkologische Eingriffe

E. Mocnik und A. Benke

Einleitung

Die Zunahme kleiner ambulanter chirurgischer Eingriffe hat uns veranlaßt, nach der besten Kombination von Analgetika und Hypnotika für eine sichere und effektive Narkose zu suchen, bei der die Fahrtauglichkeit/Verkehrsfähigkeit der Patientinnen nur für kurze Zeit beeinträchtigt ist.

Es wurden die i.v.-Narkotika Thiopental, Etomidat, Midazolam, Methohexital und Propofol in verschiedensten Kombinationen mit Analgetika getestet. Die am besten zu handhabenden Kombinationen werden direkt miteinander verglichen.

Methode

An unserer gynäkologischen Abteilung wurden 356 Eingriffe in der Altersgruppe 13–90 Jahre durchgeführt, und zwar ASA I, II und III. Die Eingriffsdauer beträgt ca. 6 min, das Durchschnittsgewicht 64 kg.

Bei diesen Eingriffen ist eine kurze, tiefe Narkose notwendig, da das Aufdehnen des Muttermundes sehr schmerzhaft ist und bei unwillkürlichen Bewegungen Perforationsgefahr besteht.

Die Patientinnen haben alle keine Op.-Vorbereitungsspritze erhalten. Die Patientin wird auf den Op.-Tisch gelegt und erhält die Injektion des Analgetikums sowie 0,005 g Atropin über eine i.v.-Einmalkanüle. Nach ca. 2 min (in dieser Zeit wird die Patientin gewaschen und katheterisiert) beginnt die Narkose. Es wird die Zeit vom Beginn der Narkose bis zum Umlegen der Patientin (Ende des Eingriffs) gemessen.

Alle Narkosen wurden in Spontanatmung ohne N_2O/O_2-Beatmung über Maske durchgeführt. Narkosebeurteilung, Vigilanz und Nebenwirkungen wurden in ein Formblatt eingetragen.

Die Eingriffe wurden alle in der Zeit von 9 Uhr bis spätestens 13 Uhr durchgeführt. Um 14 Uhr wurden alle Patientinnen besucht. Sie mußten sich mit offenen Augen rasch aufsetzen, es erfolgte eine Blutdruck- und Pulskontrolle. Sie wurden gefragt, ob sie müde und schwindlig oder ob ihnen übel sei.

Alle Patientinnen wurden vorher um ihr Einverständnis gebeten. Die Studie wurde dem Bundesministerium für Gesundheit und Umweltschutz vorgelegt.

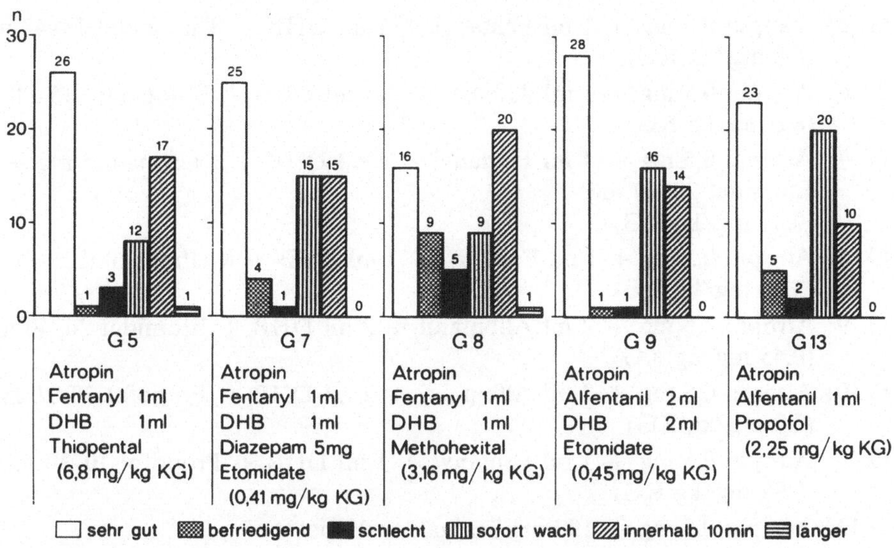

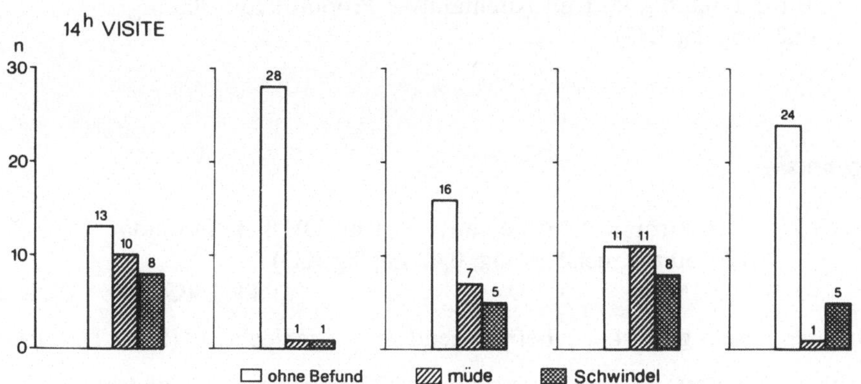

Abb. 1. Vergleichende Untersuchung diverser intravenöser Narkosen für kleine gynäkologische Eingriffe

Verwendete Kombinationen

G 1: Atropin 0,5 mg + 1 ml Fentanyl + 1 ml DHB + Etomidat 20–60 mg
(0,42 mg/kg KG)

G 2: Midazolam 10–25 mg + Etomidat 30 mg
(0,47 mg/kg KG)

G 3: Alfentanil 1–2 ml + Etomidat 20–40 mg
(0,48 mg/kg KG)

G 4: Atropin 0,5 mg + 1 ml Alfentanil + 1 ml DHB + Etomidat 20–50 mg
(0,52 mg/kg KG)

G 5: Atropin 0,5 mg + 1 ml Fentanyl + 1 ml DHB + Thiopental 15–40 ml
      (6,8 mg/kg KG)

G 6: Atropin 0,5 mg + 1 ml Alfentanil + 1 ml DHB + Thiopental 15–20 ml
      (6,8 mg/kg KG)

G 7: Atropin 0,5 mg + 1 ml Fentanyl + 1 ml DHB + Diazepam 5 mg +
      Etomidat 20–40 mg
      (0,41 mg/kg KG)

G 8: Atropin 0,5 mg + 1 ml Fentanyl + 1 ml DHB + Methohexital 10–20 ml
      (3,16 mg/kg KG)

G 9: Atropin 0,5 mg + 2 ml Alfentanil + 2 ml DHB + Etomidat 20–40 mg
      (0,45 mg/kg KG)

G 10: Atropin 0,5 mg + 2 ml Alfentanil + 2 ml DHB + Propofol 10–20 ml
      (2,7 mg/kg KG)

G 11: Atropin 0,5 mg + 1 ml Fentanyl + 1 ml DHB + Propofol 10–30 ml
      (2,97 mg/kg KG)

G 12: Atropin 0,5 mg + 100 mg Tramal + Propofol
      (3,38 mg/kg KG)

G 13: Atropin 0,5 mg + 1 ml Alfentanil + Propofol 150–300 mg
      (2,25 mg/kg KG)

Ergebnisse

Gruppe 1:   1 A Atropin, 1 ml Fentanyl + 1 ml DHB + Etomidat
(20–60 mg meist 30 mg, 0,42 mg/kg KG)

n: 43   IG: 23   CÜR: 20

Narkosen: sehr gut: 24   befriedigend: 9   schlecht: 10 (5 mit Thiopental)

wach: sofort: 17   innerhalb von 10 min: 25   länger: 1

Myoklonien: 23, 2mal Flush, 1mal Erbrechen

Bei fast 25% der Patientinnen schlechte Narkosen durch starke Myoklonien und Unruhe, sie gefährden die Patientinnen. Perforationsgefahr! In 5 Fällen mußte die Narkose mit Thiopental weitergeführt werden.

Gruppe 2:   Midazolam + Etomidat
(0,47 mg/kg KG)   n: 9   IG: 4   CÜR: 5

Die Kombination schien zuerst für die Privatpraxis praktikabel, da kein Suchtgift verwendet wird. Es wurde erwartet, daß die Myoklonien durch Etomidat mit Midazolam unterdrückt wurden. Die Narkose war schlecht steuerbar, sie wurde ausgeschieden.

Gruppe 3:   Alfentanil 1 ml + Etomidat
(0,47 mg/kg KG)   n: 11   IG: 4   CÜR: 7

Bei dieser Kombination wurde bewußt auf die Gabe von Atropin verzichtet. Von 11 Narkosen waren 10 sehr gut und 1 schlecht, sie mußte mit Thiopental weitergeführt werden. Als Komplikation trat bei einer älteren Patientin trotz ausreichender Atmung eine Bradykardie auf, diese konnte mit Atropin behoben werden. 3 Patientinnen haben nach der Operation sehr stark erbrochen, bei der 14-Uhr-Visite klagten noch 3 über Übelkeit und Schwindel.

Gruppe 4:   1 A Atropin + 1 ml Alfentanil + 1 ml DHB + Etomidat
              (0,52 mg/kg KG)   n: 26   IG: 14   CÜR: 12

Narkose: sehr gut: 24   befriedigend: 1   schlecht: 1

wach: sofort: 16   innerhalb von 10 min: 10

Komplikationen: 5 Myoklonien, 3mal Erbrechen

Die Kombination ist relativ gut geeignet, doch sind bei ca. 20% der Patientinnen Myoklonien und bei 12% Erbrechen unangenehme Begleiterscheinungen. Um 14 Uhr sind 22 von 26 Patientinnen ohne Befund.

Thiopentalgruppen (5 und 6):

Gruppe 5:   1 A Atropin + 1 ml Fentanyl + 1 ml DBH + Thiopental
              (15–40 ml = 6,8 mg/kg KG)   n: 30   IG: 13   CÜR: 17

Narkosen: sehr gut: 26 befriedigend: 1 schlecht: 3 (Bewegungen in der Narkose)

Diese Methode wurde bei uns bisher am häufigsten angewandt.

Die Patientinnen sind zwar wach, fühlen sich jedoch etwas benommen und verlangsamt. Um 14 Uhr sind nur 13 Patientinnen in gutem Allgemeinzustand.

Gruppe 6:   1 A Atropin + 1 ml Alfentanil + 1 ml DBH + Thiopental
              (6,8 mg/kg KG)   n: 27   IG: 16   CÜR: 11

Narkosen: sehr gut: 27

Die Gruppe 6 ist der Gruppe 5 überlegen. Um 14 Uhr sind 17 von 27 Patientinnen in gutem Allgemeinzustand, 5 sind schwindlig, 5 müde. Kürzere Wirkung von Alfentanil.

Gruppe 7:   1 A Atropin + 1 ml Fentanyl + 1 ml DHB + Diazepam 5 mg +
              Etomidat
              (0,41 mg/kg KG)   n: 30   IG: 16   CÜR: 14

Narkosen: sehr gut: 25   befriedigend: 4   schlecht: 1

Komplikationen: 1 starke Myoklonie, Narkose wurde mit Thiopental weitergeführt;
                 2 harmlosere Myoklonien, 1 Singultus.

Durch Zugabe von 5 mg Diazepam und langsame Injektion von Etomidat gelingt es, die unangenehmen Myoklonien auf ein Minimum zu reduzieren. Bei der 14-Uhr-Visite sind 28 Patientinnen in gutem Allgemeinzustand, eine ist schwindlig, eine müde.

Gruppe 8:*   1 A Atropin + 1 ml Fentanyl + 1 ml DBH + Methohexital
              (3,16 mg/kg KG)   n: 30   IG: 19   CÜR: 11

Bei der 14-Uhr-Visite ist das Ergebnis zwar besser als bei der Gruppe 5, jedoch tritt immerhin 18mal Singultus und 2mal ein starker Flush auf.

Gruppe 9:*   1 A Atropin, 2 ml Alfentanil + 2 ml DHB + Etomidat
              (0,45 mg/kg KG)   n: 30   IG: 12   CÜR: 18

Diese Kombination ergibt die besten Narkosen, jedoch geht durch die erhöhte Dosierung von DHB die Vigilanz verloren. Erbrechen und Nausea kommen jedoch nicht vor. Um 14 Uhr sind nur 11 von 30 Patientinnen in gutem Allgemeinzustand. Bei einer adipösen Patientin war die Gabe von O_2 über Maske und 0,24 g Euphyllin notwendig.

Propofolgruppe

Gruppe 10:   1 A Atropin + 2 ml Alfentanil + 2 ml DHB + Propofol
              (2,7 mg/kg KG)   n: 30   IG: 11   CÜR: 19

Narkosen: sehr gut: 23   befriedigend: 5   schlecht: 2

wach: sofort: 20   innerhalb von 10 min: 10

Komplikationen: Bewegung: 7, davon 2 stark, 1 mal beträchtlicher Bludruckabfall mit 1 A Effortil behebbar, 1mal relativ lange Apnoe.

Durch die hohe Dosierung von DHB wird der Vorteil des raschen Erwachens und der Vigilanz um 14 Uhr, der sonst durch Propofol gegeben ist, aufgehoben.

Um 14 Uhr sind 19 Patientinnen in gutem Allgemeinzustand, 7 sind noch müde, 3 schwindlig, 1 Patientin klagt über heftige Kopfschmerzen.

Gruppe 11:   1 ml Atropin + 1 ml Fentanyl + 1 ml DHB + Propofol 10–30 ml
              (2,97 mg/kg KG)   n: 30   IG: 9   CÜR: 21

Narkosen: sehr gut: 22   befriedigend: 4   schlecht: 4

Eine Narkose konnte nur mit Thiopental weitergeführt werden.

wach: sofort: 19   innerhalb von 10 min: 11

Komplikationen: Bewegung 7, 1 Flush, 1mal Venenschmerz

Bei der 14-Uhr-Visite sind 21 Patientinnen in gutem Allgemeinzustand, 5 sind schwindlig, 3 müde, 1 klagt über Kopfschmerzen.

Gruppe 12:   1 A Atropin + 100 mg Tramal (Tramadolhydrochlorid) + Propofol
(3,38 mg/kg KG)   n: 30   IG: 15   CÜR: 15

Da Propofol keine analgetische Wirkung hat, ist Tramadolhydrochlorid zu
schwach, um eine gute Narkose zu bewirken. Es gab in 33% der Fälle schlechte
Narkosen, davon wurden 1 nur mit Thiopental und 3 mit je 5 mg Diazepam
weitergeführt. Die Dosierung von Propofol mußte beträchtlich erhöht werden:
von 2,7 mg/kg KG auf 3,38 mg/kg KG. Auffällig: in 10% der Fälle Venenschmerzen.

Gruppe 13:   1 A Atropin + 1 ml Afentanil + Propofol 150–300 mg
(2,25 mg/kg KG)   n: 30   IG: 15   CÜR: 15

Narkosen: sehr gut: 23   befriedigend: 5   schlecht: 2

wach: sofort: 20   innerhalb von 10 min: 10

Komplikationen: 7mal intraoperative Bewegung, davon 2mal stark, 1mal relativ
lange Apnoe, 3mal kurzfristig geringe Lippenzyanose

Bei 76% der Patientinnen sehr gute Narkosen, 66% sind nach dem Eingriff sofort
hellwach; die Patientinnen fühlen sich sehr gut, kein Auftreten von Erbrechen
oder Übelkeit, obwohl auf die Gabe von DHB verzichtet wurde. Bei der Kombination von Alfentanil und Etomidat kommen Nausea und Erbrechen gehäuft
vor. Um 14 Uhr sind 29 von 30 Patientinnen hellwach, 1 Patientin etwas müde, 5
Patientinnen sind beim raschen Aufsetzen etwas schwindlig. Alle sind voll orien-
tiert. Diese Kombination ist auch für den ungeübten Kollegen geeignet.

Diskussion

Eine ausreichende Anzahl sehr guter Narkosen, kombiniert mit einer adäquat
guten Vigilanz nach dem Eingriff und auch bei der 14-Uhr-Visite, bieten die
Gruppe 7 (1 A Atropin + 1 ml Fentanyl + 1 ml DHB + Diazepam 5 mg +
Etomidat) und die Gruppe 13 (1 A Atropin + 1 ml Alfentanil + Propofol). Sie
sind etwa als gleichwertig zu beurteilen.

Abschließend sei noch die Überlegenheit des potenten kurzwirksamen Analgetikums Alfentanil erwähnt, das sowohl in der Thiopentalgruppe als auch in der
Propofolgruppe eine bessere Narkoseführung und Vigilanz garantiert.

Literatur

1. Doenicke A (1980) Etomidate (Hypnomidate – Klinik und Pharmakologie, Narkoseeinleitung und Schmerzbekämpfung. In: Hypnomidate u. Analgetica.
2. Hartung E (1986) Ambulante Anästhesie mit Alfentanil (Rapifen). In: Analgesie in der Anästhesie. Urban & Schwarzenberg, München Wien Baltimore, S 83–87

3. Kortilla K (1983) Psychomotorische Wiederherstellung, Resteffekte und Fahrtüchtigkeit nach intravenösen Narkosen und Sedierung. In: Intravenöse Narkosemittel. Anästhesie Symposium München, S 297–304
4. Landauer B (1983) Intravenöse Narkosemittel und ambulante Eingriffe. In: Intravenöse Narkosemittel. Anästhesie Symposium München. S 289–296
5. McCollum JSC, Dundee JW, Halliday NJ, Clarke RSJ (1985) Dose response studies with propofol (diprivan^R) in unpremedicated patients. Postgrad Med J [Suppl 3] 61
6. Milligan KR, Howe JP, O'Toole DP, Dundee JW (1987) Outpatient anaesthesia: Recovery after Propofol, Methohexital and Thiopental. Anaesth Analg 66/25
7. Roth H, Lehmann C, Kampschulte S (1983) Nicht anaphylaktische Nebenwirkungen nach Injektionen intravenöser Narkosemittel. In: Intravenöse Narkosemittel. Anästhesie Symposium München, S 315–331

Propofol (Disoprivan®) bei urologischen Eingriffen

B. Plainer und C. Watzek

Die bisher vorhandenen intravenösen Anästhetika haben sich für kürzere urologische Eingriffe als nicht besonders geeignet erwiesen. Einerseits bestand die Gefahr der Akkumulation nach wiederholter Anwendung, was eine Verlängerung der Erholungsphase mit sich gebracht hatte, andererseits war postoperativ immer die Gabe eines Analgetikums erforderlich. Die bekannt günstigen Eigenschaften von Propofol, wie rascher Wirkungseintritt, kurze Wirkzeit, die Möglichkeit einer beliebigen Verlängerung der Narkose ohne Akkumulationsgefahr und nicht zuletzt die von Briggs et al. [2] beschriebene analgetische Wirkung veranlaßten uns, die Wirkung von Propofol (2,6-diisopropylphenol: Disoprivan) bei kurzzeitigen urologischen Eingriffen zu prüfen. Ziel dieser Studie war es daher, Disoprivan besonders bei männlichen Patienten in fortgeschrittenem Alter (>65 J.), bei behandelten Hypertonikern sowie bei Patienten mit erhöhtem Risiko (ASA III) für kürzere urologische Eingriffe zu verwenden.

Material und Methodik

53 Patienten, davon waren 37 männlichen und 16 weiblichen Geschlechts, wurden in 4 Gruppen unterteilt (Tabelle 1).

Die Patienten wurden nicht prämediziert. Nach Kanülierung einer Vene entweder am Handrücken oder in der Cubita wurde die Anästhesie in Gruppe A, B, C mit einem Bolus von 2,5 mg/kg KG Disoprivan eingeleitet. Die jeweiligen Repetitionsdosen betrugen 1,25 mg/kg KG. In Gruppe D wurde der Bolus wegen des schlechten Allgemeinzsutandes der Patienten (ASA III) auf 2,0 mg/kg, die Repetitionsdosis auf 1,0 mg/kg reduziert. Die Injektionszeit lag bei 30 s. Über eine Gesichtsmaske wurde ein N_2O/O_2-Gasgemisch (2:1) bei assistierter

Tabelle 1. Alter der Patienten in den einzelnen Gruppen ($\bar{x} \pm$ SEM)

Gruppe A	<65 J.	(40,2±3,3)	n=22	ASA I–II
Gruppe B	>65 J.	(74,3±1,4)	n=14	ASA I–II
Gruppe C	>65 J.	(73,4±1,6)	n= 9	ASA I–II
(behandelte Hypertoniker)				
Gruppe D	>65 J.	(78,8±1,2)	n= 8	ASA III

Spontanatmung zugeführt. Intraoperativ wurden 500 ml Glukose 5%-Ringerlösung infundiert. Die mittlere Narkosezeit betrug 29 ± 6 min (12–60 min).

Folgende urologische Eingriffe wurden durchgeführt: Zystoskopien (n = 8), Laserkoagulationen (n = 8), Urethratomien (n = 13), Zirkumzisionen (n = 3), Orchidopexien (n = 3), Orgoteininstillationen (n = 7), Kavernosographien (n = 2), transurethrale Resektionen der Prostata (n = 2) und von Tumoren der Blase (n = 7).

Registriert wurden: nichtinvasiv arterieller Blutdruck – (Life Pak 6s Physio Control MED PLAN), Herzfrequenz (HF), EKG – (Sirecust 341), Apnoezeit, arterielle pCO_2-Werte (nur Gruppe A und B), Wirkdauer der einzelnen Disoprivan-Dosen.

Meßzeitpunkte

1. präoperativ;
2. unmittelbar nach Bolusgabe;
3. 4 min nach Bolus;
4. unmittelbar nach der 1. Repetitionsdosis;
5. 4 min nach 1. Repetitionsdosis;
6. 40 min nach Op.-Ende;
7. 90 min nach Op.-Ende.

Für statistische Analysen wurde der Wilcoxon-Test herangezogen.

Ergebnisse

Der mittlere arterielle Druck (MAP) fiel nach Bolusinjektion in allen Gruppen signifikant ab (Abb. 1 und 2). In Gruppe A um 20% (p < 0,01), in Gruppe B war der stärkste Abfall um 25% (p < 0,001) und in Gruppe D ebenfalls um 21% (p < 0,001). 1–2 min nach Bolusgabe war wieder ein Ansteigen des MAP bei allen Patienten zu erkennen. Die nachfolgenden Repetitionsdosen bewirkten nur geringe Blutdruckabfälle (4–10%). 40 min nach Operationsende lag der MAP noch 7–10% unter dem Ausgangswert. Nach 90 min war der Vorwert wieder erreicht. In Gruppe C (behandelte Hypertoniker) entsprach das Verhalten des Blutdruckes intraoperativ weitgehend den Gruppen A und B. Postoperativ hingegen kam es bei 4 Patienten zu einem Anstieg des systolischen Blutdruckes bis auf 26,6 kPa. Auf die Gabe einer Kapsel Nifedipin (10 mg) sublingual kam es jedoch wieder zu einer raschen Normalisierung des Blutdruckes.

Die Herzfrequenz (Abb. 3 und 4) blieb nach Bolusgabe in Gruppe A, B u. C. nahezu unverändert. Nur in Gruppe D war ein signifikanter Abfall (p < 0,05) um 10% zu verzeichnen. Die Repetitionsdosen bewirkten keine weiteren Änderungen der HF. Postoperativ (40 und 90 min) lag die HF in Gruppe A, B u. C unter dem Ausgangswert (2–10%). Lediglich in Gruppe D stieg die HF um 8% über den Ausgangswert an.

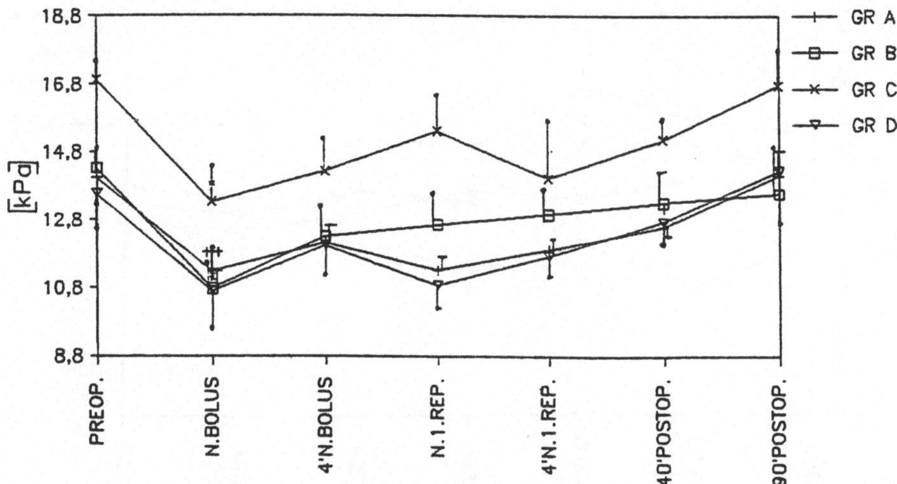

Abb. 1. Verhalten des mittleren arteriellen Blutdruckes (kPa) in den einzelnen Gruppen ($\bar{x} \pm$ SEM).
$^{+}$ p < 0,05; $^{++}$ p < 0,01; * p < 0,001

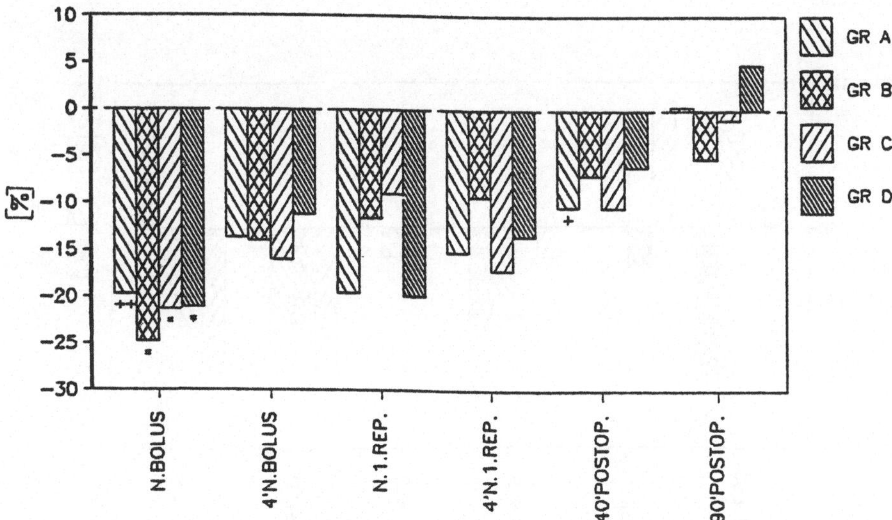

Abb. 2. Mittlere Veränderung des MAP (%) in den einzelnen Gruppen im Vergleich zum Ausgangswert während und nach Disoprivan.
$^{+}$ p < 0,05; $^{++}$ p < 0,01; * p < 0,001

Die Apnoezeiten (in Gruppe A und B) nach Bolusgabe betrugen 80 ± 8 s. Eine auffallende Änderung der arteriellen pCO_2-Werte (präoperativ $5,14 \pm 0,49$; Ende der Apnoezeit $5,68 \pm 0,72$ kPa) war nicht zu erkennen. Ein einziger Patient mußte nach 3minütiger Apnoezeit beatmet werden. Der pCO_2 erreichte in diesem Fall 7,32 kPa, der arterielle pO_2 blieb im Normbereich.

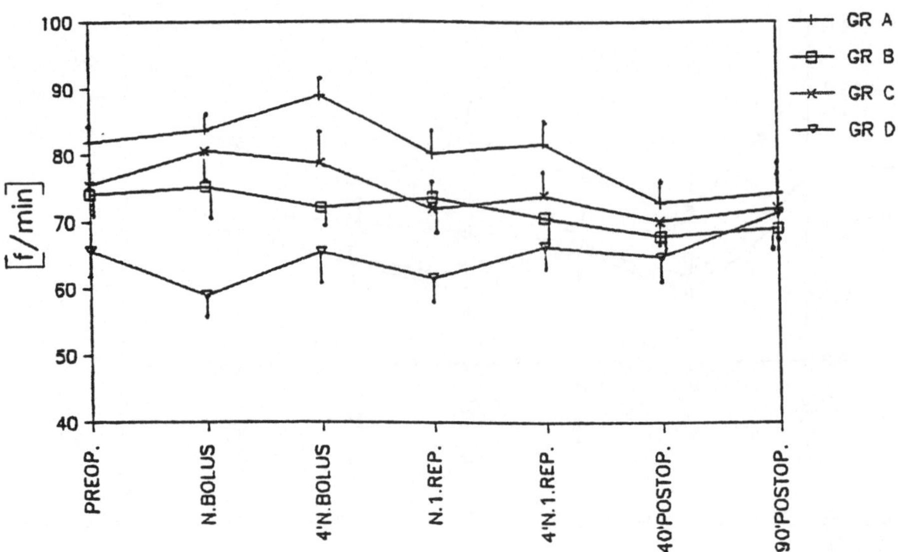

Abb. 3. Verhalten der Herzfrequenz ($\bar{x} \pm$ SEM) in den einzelnen Gruppen in der intra- und postoperativen Phase.
* p < 0,05

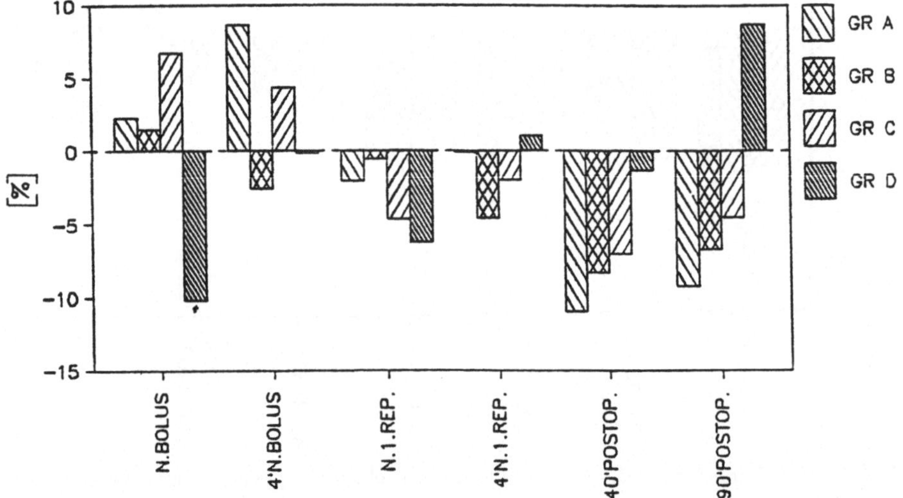

Abb. 4. Mittlere Veränderung der HF in den einzelnen Gruppen (%) im Vergleich zum Ausgangswert während und nach Disoprivan.
* p < 0,05

Tabelle 2. Zeiten [min] zwischen den einzelnen Dosen ($\bar{x} \pm$ SEM)

	Bolus	1. Rep.	2. Rep.
Gruppe A	$4,7 \pm 0,6$	$5,1 \pm 0,6$	$7,4 \pm 1,2$
Gruppe B	$9,3 \pm 1,4$	$9,8 \pm 1,6$	$8,8 \pm 1,9$
Gruppe C	$8,4 \pm 1,6$	$8,6 \pm 1,1$	$13,5 \pm 4,7$
Gruppe D	$7,1 \pm 1,2$	$7,0 \pm 0,6$	$7,8 \pm 2,5$

Wie aus Tabelle 2 ersichtlich, ist in Gruppe B, aber auch in Gruppe C, sowohl nach Bolusgabe als auch nach der ersten Repetitionsdosis eine deutlich verlängerte Wirkung von Disoprivan gegenüber der Gruppe A zu verzeichnen. Auffallend ist die besonders lange Wirkdauer nach der 2. Repetitionsdosis in Gruppe C. Die kürzeren Wirkzeiten in Gruppe D sind mit Sicherheit der reduzierten Dosis zuzuschreiben. Signifikante Unterschiede innerhalb der einzelnen Gruppen sind nicht nachweisbar. Die Abhängigkeit der Wirkzeit der Bolusinjektionen zum Alter der Patienten ist aus Abb. 5 deutlich ersichtlich.

Folgende Nebenwirkungen sind zu nennen: Von 30 Patienten, die am Handrücken gestochen worden waren, gaben 17 Patienten, von 23 Patienten, die in der Cubita gestochen wurden, gaben 4 Patienten Schmerzen unmittelbar nach der Injektion von Disoprivan an. Über Brennen im Gesicht unmittelbar vor dem Einschlafen klagten 7 Patienten.

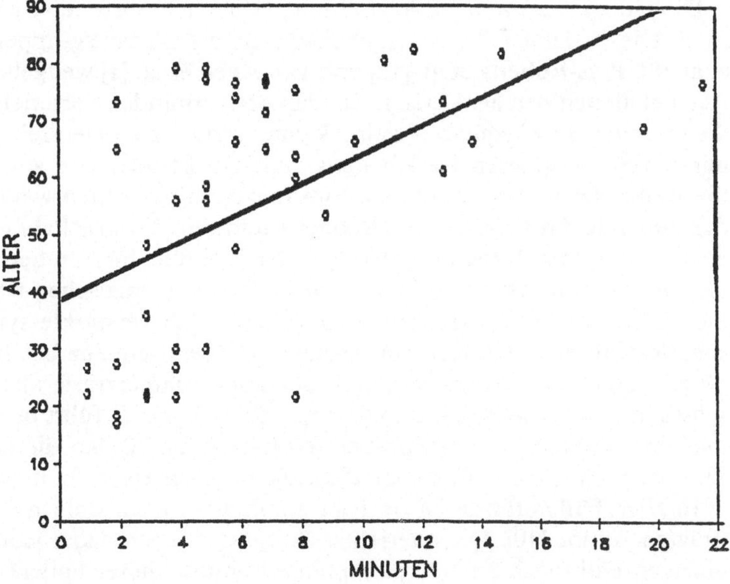

Abb. 5. Verhalten zwischen dem Alter der Patienten (Gruppe A, B und C, n = 45) und Wirkzeit des Bolus von 2,5 mg/kg KG. (Lineare Regressionsanalyse für gepaarte Werte)

Diskussion

In unseren Untersuchungen konnte festgestellt werden, daß Disoprivan unmittelbar nach der Bolusgabe bei allen Patienten zu einem ausgeprägten RR-Abfall (20–25%) führte. Dies entspricht in etwa den Ergebnissen, die von anderen Arbeitsgruppen beobachtet werden konnten [1, 8, 12]. Besonders ausgeprägt (p ± 0,001) war dieser Effekt (25%) bei Patienten der Gruppe B. Dieser starke Blutdruckabfall weist jedoch darauf hin, daß bei älteren Patienten eine geringere Dosis gewählt werden sollte [10, 13]. So konnte die Arbeitsgruppe McCollum et al. [10] in ihren Untersuchungen zeigen, daß bei diesen Patienten ein derartiger Blutdruckabfall durch eine Dosisreduktion weitgehend zu verhindern ist. Ein ähnliches Verhalten des Blutdruckes wie in Gruppe B war auch intraoperativ bei den behandelten Hypertonikern in der Gruppe C festzustellen [3]. Allerdings kam es in dieser Gruppe bei 4 Patienten zu einem Anstieg des systolischen Blutdruckes bis auf über 26,6 kPa. Es ist nicht auszuschließen, daß die Art des operativen Eingriffes für das extreme Ansteigen des systolischen Blutdruckes eine gewisse Rolle gespielt haben dürfte. Denn es handelte sich dabei um urologische Eingriffe (Rezidiveingrife, Orgoteininstillationen), die auf Grund der damit verbundenen Blasenreizung als besonders schmerzhaft gelten.

Wie auch andere Autoren, wie zum Beispiel Robinson et al. [13] aufzeigten, weist der relativ starke Blutdruckabfall wie auch die verlängerte Wirkung (Abb. 5) von Disoprivan gerade bei älteren Patienten deutlich darauf hin, daß mit zunehmendem Alter wie auch bei reduziertem Allgemeinzustand eine Dosisreduktion vorgenommen werden sollte. So konnte die Arbeitsgruppe von Robinson et al. [13] in ihren Untersuchungen eine optimale Einleitungsdosis von 1,6 mg/kg KG für Patienten über 60 Jahre ermitteln.

Die Herzfrequenz zeigte sowohl intra- wie auch postoperativ nur wenig Änderung. Dies stimmt mit den Ergebnissen anderer Arbeitsgruppen wie Henrikson et al. [8], Prys-Roberts et al. [12] und van Aken et al. [1] weitgehend überein. Van Aken et al. nehmen als Ursache an, daß der verminderte arterielle Blutdruck und die niedrige Herzfrequenz Ausdruck eines reduzierten Herzzeitvolumens bei vermindertem peripheren Gefäßwiderstand sein könnte, und somit Disoprivan in die Reihe der negativ inotropen Substanzen einzuordnen wäre. Hingegen wird der fehlende Anstieg der Herzfrequenz und der Blutdruckabfall von Henrikson et al. [8] und Prys-Roberts et al. [11] in der Richtung interpretiert, daß Disoprivan als eine vagomimetisch wirkende Substanz per se anzusehen wäre. Prys-Roberts meint, dies dadurch bekräftigen zu können, daß verstärkte sympathikomimetische Reaktionen, wie z. B. ein Anstieg der Herzfrequenz bei Intubationen, Laryngoskopien oder ausgelöst durch operative Schmerzreize nicht oder nur abgeschwächt nachzuweisen waren [6, 11]. Fahmy et al. [5] führt den Blutdruckabfall auf eine Senkung des peripheren Widerstandes infolge direkter Wirkung des Disoprivan auf die Gefäße bei gleichbleibendem Herzminutenvolumen zurück.

In allen Fällen führte Disoprivan unmittelbar nach Bolusgabe zu einer ausgeprägten Apnoe [10]. Die arteriellen Blutgase blieben dabei jedoch bis auf einen einzigen Fall (nach 3minütiger Apnoezeit mußte dieser Patient beatmet werden) im physiologischen Bereich [7].

Zu erwähnen wäre noch, daß Erektionen, die bisweilen bei urologischen Eingriffen auftreten und als äußerst störend für den weiteren Operationsverlauf empfunden wurden, bei keinem einzigen Patienten beobachtet werden konnten. Ein Umstand, der von den Urologen äußerst positiv bewertet wurde. Weiter wäre zu betonen, daß die Verabreichung eines Analgetikums nur bei Rezidiveingriffen oder bei Operationen, die mit einer besonders starken Blasenreizung verbunden waren, notwendig war. Auch das Einsetzen des Gueddel-Tubus löste in keinem Fall Husten oder Laryngospasmen aus, er wurde auch bis zum Operationsende gut toleriert.

An störenden Nebenwirkungen, wie bereits zahlreich in der Literatur beschrieben, wurden vor allem Venenschmerzen nach Applikation von Disoprivan angegeben.

Hingegen wurde von den Patienten als besonders angenehm das sanfte Einschlafen und die postoperativ schnelle Vigilanzzunahme empfunden.

Zusammenfassend kann gesagt werden, daß Disoprivan für alle obengenannten urologischen Eingriffe gut geeignet erscheint. Bei Patienten über 65 Jahren sollte jedoch eine reduzierte Dosis verwendet werden, um zu starke Blutdruckabfälle hintanzuhalten. Hervorzuheben ist die schnelle Erholungszeit nach Operationsende und der kaum vorhandene Bedarf eines Analgetikums. Ein weiterer Vorteil war die Möglichkeit der Gabe wiederholter Repetitionsdosen von Disoprivan, ohne daß mit Kumulierungserscheinungen zu rechnen ist [4, 9]. Dies ist insofern von besonderer Bedeutung, als gerade die Dauer urologischer Eingriffe im vorhinein nicht gut abzuschätzen ist.

Literatur

1. Aken H van, Meinshausen E, Mollmann M, Brüssel T, Heinecke A (1986) Hemodynamic effects of anaesthesia induction with diprivan. Maudrich, Wien München Bern (Beiträge zur Anästhesiologie und Intensivmedizin, Bd 16, S 192)
2. Briggs et al (1982) Comparison of the effect of diisopropylphenol and thiopental on response to somatic pain. Br J Anaesth 54:307
3. Coates DP et al (1986) Haemodynamic responses of hypertensive patients to an infusion of propofol to supplement nitrous oxide anaesthesia. In: Bergmann H, Kramer H, Steinbereithner K (eds) VIIth European Congress of Anaesthesiology (abstract 59, 136)
4. Cockshott ID (1985) Propofol pharmacokinetics and metabolism – an overview. Postgrad Med J [Suppl 3] 61:45–50
5. Fahmy NR et al (1986) Haemodynamics, histamine release and plasma catecholamines following anesthetic induction with diprivan or thiopental. Anesthesiology 65:A 360
6. Gauss A et al (1986) Hämodynamische Veränderungen während der Einleitung einer Intubationsnarkose – ein Vergleich zwischen Diprivan und Thiopental. In: Bergmann H, Kramer H, Steinbereithner K (Hrsg) VIIth European Congress of Anaesthesiology (abstract 457, 924)
7. Grounds RM et al (1985) The haemodynamic effects of intravenous induction. Anaesthesia 40:735–740
8. Henrikson BA et al (1987) Propofol vs thiopentone as anaesthetiv agents for short operative procedures. Acta Anaesthesiol Scand 31:63–66
9. Kay NH et al (1985) Pharmacokinetics of propofol as an induction agent. Postgrad Med J [Suppl 3] 61:55–57
10. McCollum JSC et al (1985) Dose response studies with propofol in unpremedicated patients. Postgrad Med J 61:85–87

11. Prys-Roberts C (1986) Haemodynamic effects of diprivan infusion anaesthesia: Comparison with other intravenous and volatile anaesthetics. In: Bergmann H, Kramer H, Steinbereithner K (eds) VIIth European Congress of Anaesthesiology (abstract 407, 296)
12. Prys-Roberts C et al (1983) Haemodynamic effects of infusions of diisopropyl phenol during nitrous oxide anaesthesia in man. Br J Anaesth 55:105–111
13. Robinson FP et al (1985) Age affects the induction dose of propofol. Postgrad Med J [Suppl 3] 61:157–159
14. Taylor MB et al (1986) Ventilatory effects of propofol during induction of anaesthesia. Anaesthesia 41 8:816–820

Kombinationsanästhesie mit Propofol, Alfentanil und Vecuronium für mikrolaryngoskopische Eingriffe

G. Redl, S. Schlöglhofer, C. K. Spiss, R. Riegler, J. Neumark
und V. Draxler

Einleitung

Mikrolaryngoskopische Eingriffe erfordern für kurze Zeit eine tiefe Anästhesie, Analgesie und neuromuskuläre Blockade. Die pharmakodynamischen Eigenschaften moderner, kurzwirksamer Narkoseagenzien kommen diesen Forderungen weitgehend entgegen. Ziel dieser Arbeit war es, die Kombinationsanästhesie mit Propofol, Alfentanil und Vecuronium auf ihre Eignung für derartige Eingriffe zu untersuchen.

Patienten und Methodik

Vor der eigentlichen Studie durchgeführte Untersuchungen ergaben mit dieser Kombination ein ausgeprägtes, vom Lebensalter abhängiges, unterschiedliches Kreislaufverhalten, dem im eigentlichen Untersuchungsprotokoll Rechnung getragen wurde.

In die Studie aufgenommen wurden 30 Patienten (23 Männer und 7 Frauen) im Alter von 21–77 Jahren der ASA-Risikogruppen I bis III. Die Erkrankungen, die einen mikrolaryngoskopischen Eingriff erforderten, sind in Tabelle 1 zusammengefaßt. Alle Patienten gaben nach einem ausführlichen Informationsgespräch eine schriftliche Einverständniserklärung zu dieser Studie ab, die von der klinikeigenen Ethikkommission zugelassen worden war. Alle Patienten wurden 60 min vor Operationsbeginn einheitlich mit Lormetazepam 2 mg p. o. prämediziert. Nach Kanülierung einer Unterarmvene und Beginn einer Infusion mit Ringerlösung wurde in Lokalanästhesie ein Katheter in die Arteria radialis ein-

Tabelle 1. Indikationen für den mikrolaryngoskopischen Eingriff

Polypus chordae voc.	7
Leukoplakie	4
Paresis n. recurrentis	3
Zysta chordae voc.	4
Stenosis laryngis subglottica	1
Chorditis oedematosa	5
Tu. laryngis	6

geführt. Der arterielle Blutdruck wurde kontinuierlich beobachtet und intermittierend wurden Blutproben für Blutgasanalysen entnommen. Ebenso kontinuierlich wurde über Klebeelektroden das Elektrokardiogramm (CM5-Ableitung) überwacht. Neben dem laufenden Monitoring wurde der arterielle Blutdruck (systolisch, diastolisch und mean), die Herzfrequenz und Blutgasanalysen zu den speziellen Meßzeitpunkten A (präoperativ), B (nach Bolusgabe), C (nach Intubation), D (nach Operationsbeginn), E (10 min nach Operationsbeginn) und F (15 min nach Extubation) registriert. Aus dem systolischen Blutdruck und der Herzfrequenz wurde das Druck-Frequenz-Produkt errechnet.

Ebenfalls einheitlich wurden alle Patienten nach Bolusgabe und Beginn der kontinuierlichen Infusion von Propofol und Alfentanil nach neuromuskulärer Blockade mittels Vecuronium 60 µg/kg mit Injectoflex-Tuben (Rüsch) intubiert und durch normofrequente Jetventilation mit einem Lachgas-Sauerstoff-Gemisch im Verhältnis 30:70% über einen Injectiontimer der Fa. Storz beatmet.

Die 15 Patienten der Gruppe I mit einem Durchschnittsalter von 50 Jahren erhielten Propofol als Bolus von 2,5 mg/kg und als kontinuierliche Infusion von 150 µg/kg/min sowie Alfentanil 50 µg/kg bzw. 1,5 µg/kg/min. Den 15 Patienten der Gruppe II mit einem Durchschnittsalter von 60 Jahren wurden jeweils die halben Bolusdosen und Infusionsraten verabreicht.

Exakt mit Operationsende wurde die Propfol- und Alfentanilzufuhr unterbrochen, um eine einheitliche, gut dokumentierbare Aufwachphase zu erlangen. Zu diesem Zeitpunkt wurde die Relaxanswirkung mit Neostigmin 2,5 mg und Atropin 1 mg sowie die Alfentanilwirkung mit Naloxon nach Bedarf antagonisiert. Die Aufwachphase wurde durch die Zeit von Anästhesieende bis zur Extubation, d.h. bis zur Erlangung einer suffizienten Spontanatmung und adäquater Schutzreflexe bzw. von Anästhesieende bis zum Zeitpunkt vollständiger Kooperation, d.h. bis zur Ausführung einfacher Anordnungen und Nennung des eigenen Namens und Geburtsdatums, definiert.

Sorgfältig geachtet wurde auf eventuelle Nebenerscheinungen und Komplikationen wie Injektionsschmerzen oder postoperative Übelkeit. Zusätzlich wurden die Operateure zu den Operationsbedingungen befragt und die Patienten zu ihrem subjektiven postoperativen Befinden.

Im Rahmen der statistischen Auswertung der Untersuchungsergebnisse mittels Varianzanalyse und t-Test für gepaarte und nicht gepaarte Werte (Signifikanzschwelle $p < 0,05$) wurden beide Gruppen altersabhängig unterteilt, so daß in Gruppe I ein Patientenkollektiv im Alter unter 50 Jahren (Ia: n=7, Durchschnittsalter 41 Jahre) und über 50 Jahren (Ib: n=8, Durchschnittsalter 55 Jahre) sowie in Gruppe II ein Kollektiv unter 60 Jahren (IIa: n=6, Durchschnittsalter 57 Jahre) und eines über 60 Jahre (IIb: n=9, Durchschnittsalter 65 Jahre) ausgewertet wurden.

Ergebnisse

Bezüglich Körpergewicht, Operationsdauer, intraoperativer Flüssigkeitszufuhr, Abstrahldrucke und Antagonisierung mit Naloxon konnte kein statistisch signifikanter Unterschied zwischen den Gruppen gefunden werden (Tabelle 2). Der

Tabelle 2. Patienten und Operationen charakterisierende Daten

	I a	I b	II a	II b
Körpergewicht [kg]	73±5	77±5	74±9	73±8
Operationsdauer [min]	24±15	19±8	21±7	25±13
Intraop. Flüssigkeitszufuhr [ml]	812±272	791±224	750±311	750±250
Abstrahldrücke [bar]	0,9±0,3	1,0±0,3	1,0±0,2	1,1±0,5
Naloxonverbrauch [mg]	0,3±0,2	0,3±0,1	0,2±0,1	0,3±0,1

Verlauf der Hämodynamik ist in den Abb. 1 und 2 dargestellt. Die höhere Dosierung von Propofol und Alfentanil führte nach der Bolusgabe zu einem statistisch signifikanten Abfall des arteriellen Mitteldruckes auf 73% des Ausgangswertes bei den Patienten unter 50 Jahren und auf 37% bei denen über 50 Jahren. Der Unterschied zwischen den beiden Altersgruppen ist statistisch signifikant. Intraoperativ steigt der Blutdruck in beiden Patientenkollektiven wieder an und erreicht 15 min nach Extubation annähernd den Ausgangswert. Unter dem reduzierten Dosierungsschema (Gruppe II) fällt der MAP nach der Bolusgabe nur geringfügig bei den Patienten im Alter unter 60 Jahren auf 83% bzw. bei den Patienten über 60 Jahren auf 81% ab, wobei die Unterschiede zu den Ausgangswerten statistisch nicht zu sichern waren.

Ein ähnliches Verhalten zeigt auch die Herzfrequenz, die nach der höheren Bolusdosis bei den Patienten unter 50 Jahren auf 69%, bei denen über 50 Jahren auf 64% des Ausgangswertes abfiel, im weiteren Verlauf jedoch in beiden Grup-

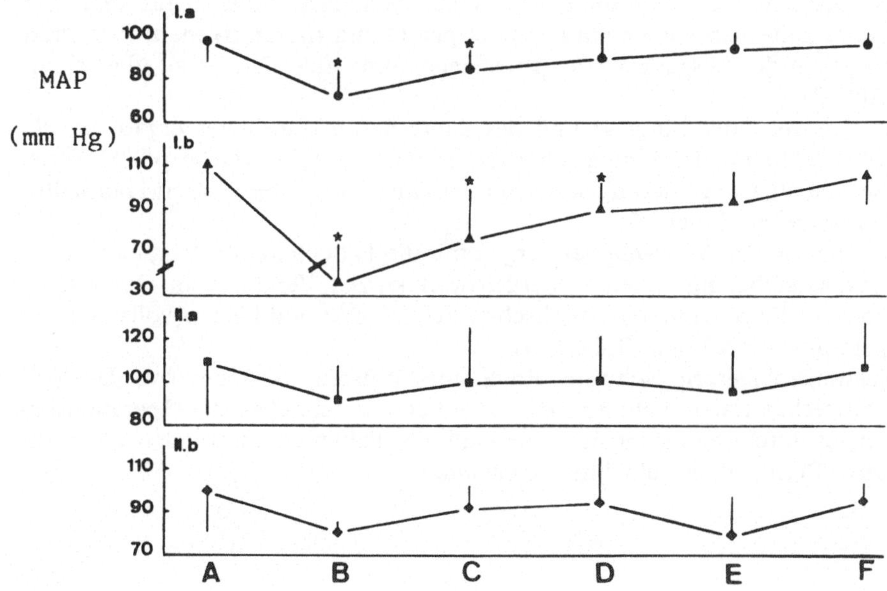

Abb. 1. Verlauf des MAP [mm Hg]

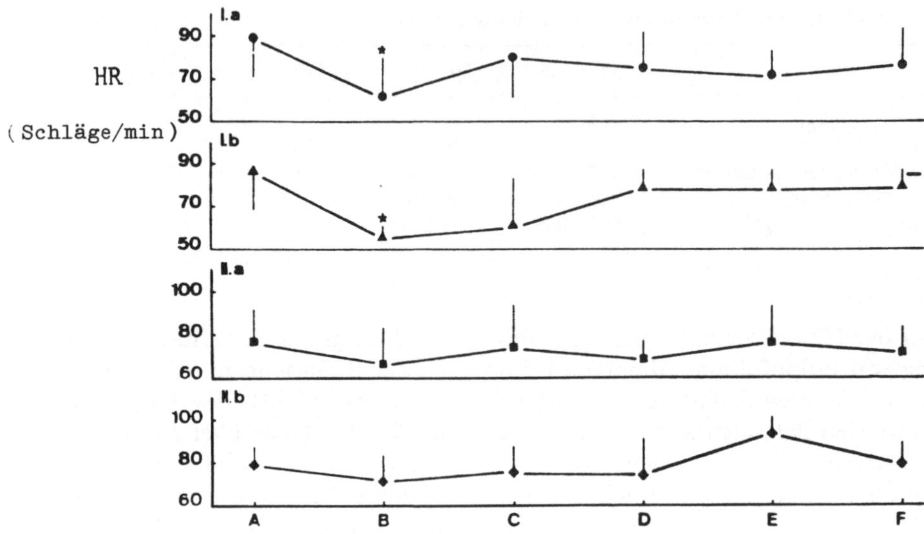

Abb. 2. Verlauf der Herzfrequenz [Schläge/min]

pen keinen signifikanten Unterschied zu den Ausgangswerten aufwies. Bei je einem Patienten der Gruppe Ia und Ib konnte ein Frequenzabfall auf unter 50 min durch die Gabe von 1 mg Atropin wirkungsvoll behandelt werden. Keine statistisch zu sichernden Veränderungen konnten in dem Patientenkollektiv unter reduzierter Propofol- und Alfentanildosierung (IIa, IIb) nachgewiesen werden.

Das Druck-Frequenz-Produkt weist einen ähnlichen Verlauf auf und fällt nach Bolusgabe insbesondere in den Gruppen Ia und Ib signifikant ab, um dann wieder gegen die Ausgangswerte anzusteigen, ohne diese jedoch zu überschreiten (Abb. 3).

Die Kontrolle der Blutgase und des Säure-Basen-Haushaltes ergab für alle Patienten während des Untersuchungszeitraumes physiologische pCO_2-Werte, eine suffiziente Oxygenierung sowie die Parameter des Säure-Basen-Haushaltes im Normbereich (Tabelle 3).

Die Analyse der Aufwachphase ergab für alle Patientenkollektive, also dosis- und altersunabhängig, einen bemerkenswert kurzen Verlauf vom Operationsende bis zur Extubation von durchschnittlich 3,1 min und bis zur vollständigen Kooperation von 6,2 min (Tabelle 4).

Injektionsschmerzen, schwere Rhythmusstörungen, postoperative Übelkeit oder Erbrechen traten nicht auf. Die Operateure beschrieben die Operationsbedingungen durchweg als zufriedenstellend, die Patienten empfanden das postoperative Befinden als subjektiv angenehm.

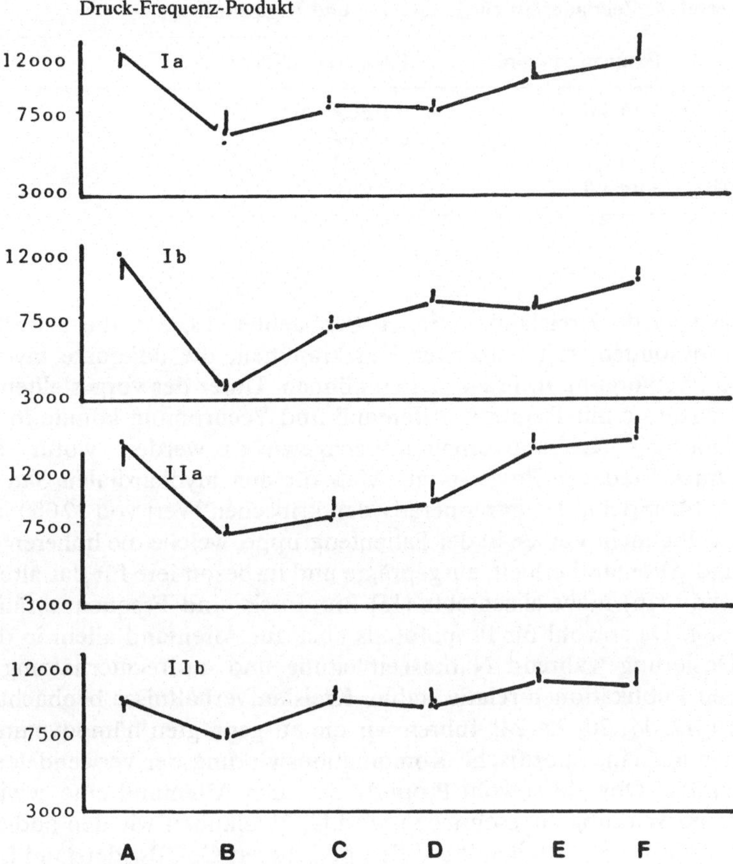

Abb. 3. Verlauf des Druck-Frequenz-Produkts

Tabelle 3. Blutgasanalysen; A – präoperativ, B – intraoperativ, C – 15 min nach Extubation

		A	B	C
	pH	7.40 ± 0.01	7.42 ± 0.03	7.35 ± 0.02
I	pCO_2	40 ± 1	36 ± 3	42 ± 3
	pO_2	81 ± 10	113 ± 16	75 ± 5
	pH	7.42 ± 0.05	7.42 ± 0.03	7.39 ± 0.04
II	pCO_2	37 ± 2	36 ± 4	41 ± 2
	pO_2	82 ± 8	107 ± 17	80 ± 9

Diskussion

Bei mikrolaryngoskopischen Eingriffen werden unter den in der Literatur beschriebenen Anästhesieverfahren häufig operationsbedingte hypertensive und

Tabelle 4. Zeitdauer bis zur Extubation und Kooperation

	Extubation [min]	Kooperation [min]
I a	3,2 ± 1,6	6,3 ± 2,4
I b	3,2 ± 2,1	6,7 ± 1,4
II a	3,5 ± 0,9	6,5 ± 2,1
II b	3,0 ± 1,8	5,3 ± 0,4

tachykarde Kreislaufreaktionen beobachtet [13, 23], die bei älteren Patienten, insbesondere mit koronarer Herzkrankheit, die adäquate myokardiale Sauerstoffversorgung in Frage stellen können. Unter der vorgestellten Kombinationsanästhesie mit Propofol, Alfentanil und Vecuronium konnte in keinem Fall ein derartiges Kreislaufverhalten nachgewiesen werden, wofür der Verlauf des Druck-Frequenz-Produkts als Maß für den myokardialen Sauerstoffverbrauch [4, 14] spricht, das intraoperativ den kritischen Wert von 12000 nicht überschreitet. Vielmehr kamen in der Patientengruppe, welche die höheren Dosen Propofol und Alfentanil erhielt, ausgeprägte und insbesondere für das ältere Patientenkollektiv (Ib) nicht akzeptable [15] Blutdruck- und Frequenzabfälle zur Beobachtung. Da sowohl für Propofol als auch für Alfentanil allein in der angegebenen Dosierung während Narkoseeinleitung und -aufrechterhaltung in einer Reihe von Publikationen relativ stabile Kreislaufverhältnisse beobachtet wurden [3, 8, 10, 12, 17, 20, 22, 24], führen wir die ausgeprägten hämodynamischen Reaktionen auf eine spezifische Kombinationswirkung der verwendeten Narkosemittel zurück. Obwohl sowohl Propofol als auch Alfentanil eine gewisse negativ-inotrope Wirkung zugeschrieben wird [2, 7], glauben wir den additiven Effekt von Propofol und Alfentanil auf den peripheren Gefäßwiderstand [2, 7] an die erste Stelle der Ursachen der Hypotension reihen zu können. Für die Richtigkeit dieser Annahme spricht auch die günstige Beeinflussung des Blutdruckabfalls durch Volumengabe.

Bezüglich der Herzfrequenz könnte auch die fehlende vagolytische Wirkung von Vecuronium eine Rolle spielen [6, 9, 11]. Eine vagolytische Prämedikation bei dieser Narkosetechnik sollte in Erwägung gezogen werden.

Die auf die vorliegende Kombinationsanästhesie stärker ausgeprägte Kreislaufreaktion des älteren Patientenkollektivs bei höherer Dosierung entspricht den Ergebnissen einer Untersuchung von Robinson, der für Propofol eine negative Korrelation zwischen Alter und Einleitungsdosis fand, die der Autor durch physiologische Alterungsprozesse wie Elastizitätsverlust der Gefäßwände erklärt [18, 19]. Überdies dürfte auch eine relative Hypovolämie zur Zeit der Narkoseeinleitung dabei eine Rolle spielen.

Die rasche Erholungszeit entspricht der Pharmakokinetik der angewandten Substanzen, wie sie u. a. von Adam et al. untersucht wurde [1, 5, 16].

Zusammenfassend halten wir die Kombinationsanästhesie mit Propofol, Alfentanil und Vecuronium besonders im Hinblick auf das Fehlen hyperdynamer Reaktionen und einer raschen nebenwirkungsfreien Aufwachphase zur Durchführung mikrolaryngoskopischer Eingriffe für durchaus geeignet. Bei älteren Patienten ist allerdings eine zurückhaltende Dosierung sowie die Sicherstellung eines adäquaten intravasalen Volumens unabdingbar.

Es sollte bei Patienten über 50 Jahren Propofol bzw. Alfentanil unter 1,5 mg/kg bzw. 25 µg/kg als Bolusinjektion sowie unter 100 µg/kg/min bzw. 1,0 µg/kg/min zur Aufrechterhaltung der Anästhesie verabreicht werden.

Literatur

1. Adam HK, Kay B, Douglas EJ (1982) Blood disoprofol levels in anaesthetised patients. Anaesthesia 37:536–540
2. Al-Khudairi D, Gordon G, Morgan M, Whitwam JG (1982) Acute cardiovascular changes following disoprofol. Anaesthesia 37:1007–1010
3. Ausems ME, Hug CC, Stanski DR, Burm AGL (1986) Plasma concentrations of alfentanil required to supplement nitrous oxide anesthesia for general surgery. Anesthesiology 65:362–373
4. Baller D, Schenk H, Strauer BE (1980) Comparison of myocardial oxygen consumption indices in man. Clin Cardiol 3:116–120
5. Bovill JG, Sebel PS, Blackburn CL, Heykants J (1982) The pharmacokinetics of alfentanil (R39209): A new opiod analgesic. Anesthesiology 57:439–443
6. Cozanitis DA, Pouttu J, Rosenberg PH (1986) Vecuronium induced bradycardia. A comparison with pancuronium with and without glycopyrrolate premedication. Anesthesiology 65:A117
7. Crawford DC, Fell D, Achola KJ, Smith G (1987) Effects of alfentanil on the pressor and catecholamine responses to tracheal intubation. Br J Anaesth 59:707–712
8. Cummings GC, Dixon J, Kay NH, et al (1984) Dose requirements of ICI 35,868 (propofol, diprivan) in a new formulation for induction of anaesthesia. Anaesthesia 39:1168–1171
9. Dundee JW, McCollum JSC, Milligan KR, Robinson FP, Halliday NJ (1986) Thiopental and propofol as induction agents. Anesthesiology 65:A545
10. Fahmy NR, Alkhouli HM, Mefford I, Caliguri E, Durkin T (1986) Hemodynamics, histamine release and plasma catecholamines following anesthetic induction with diprivan and thiopental. Anesthesiology 65:A360
11. Gravlee GP, Ramsey FM, Roy RC, et al (1986) Pancuronium is hemodynamically superior to vecuronium for narcotic/relaxant induction. Anesthesiology 65:A545
12. Hempelmann G, Krumholz W, Bormann B (1985) Über kardiopulmonale Veränderungen durch Alfentanil. In: Zindler, Hartung (Hrsg) Alfentanil. Urban & Schwarzenberg, München Wien Baltimore
13. Incze F, Lichtenberger G, Medgyesy M, Vamos Z (1984) Modifiziertes Verfahren der ohne Intubation ausgeführten Anaesthesie bei laryngomikroskopischen Eingriffen. Anästhesist 33:276–283
14. Kitamura K, Jorgensen CR, Gobel FL (1972) Hemodynamic correlates of myocardial oxygen consumption during upright exercise. J Appl Physiol 32:516–519
15. Lowenstein E, Foex P, Francis M, Davies L, Yusuf S, Ryder A (1981) Regional ischemic ventricular dysfunction in myocardium supplied by a narrowed coronary artery with increasing halothane concentration in the dog. Anesthesiology 55:349–359
16. Matire PO, Ausems ME, Vozeh S, Thomson DA, Stanski DR (1986) Applying alfentanil population pharmacokinetics to predict perioperative plasma concentrations. Anesthesiology 65:A226
17. Major E, Verniquet AJW, Waddel TK, Savage TM, Hoffler DE, Aveling W (1981) A study of three doses of ICI 35868 for induction and maintenance of anaesthesia. Br J Anaesth 53:267–272
18. Osswald PM, Meier C, Schmegg B, Hartung HJ (1987) Komplikationen der Anaesthesie bei Patienten im höheren Lebensalter. Anästhesist 36:292–300
19. Robinson FP, Dundee JW, Halliday NJ (1985) Age affects the induction dose of propofol (diprivan). Postgrad Med J [Suppl] 61:157–159

20. Schaer H (1986) Disoprivan zur Einleitung und Unterhaltung von Kurznarkosen. Anästhesist 33:531–534
21. Schüttler J, Stoeckel H (1982) Alfentanil (R39209). Ein neues kurzwirkendes Opioid. Anästhesist 31:10–14
22. Sung YF, Weinstein MS, Biddle MR (1986) Comparison of diprivan and thiopental for intravenous induction of general anesthesia. Anesthesiology 65:A300
23. Weigand H (1970) Über die Narkose bei der Mikrolaryngoskopie und endolaryngealen Mikrochirurgie. Anästhesist 2:72–79
24. Wright PJ, Clarke RSJ, Dundee JW, Briggs LP (1982) Evaluation of infusion rates for new i.v. anaesthetic agents. Br J Anaesth 54:227–228

Use of Disoprivan® (Propofol) for the Maintenance of Anaesthesia

B. Kay

Intravenous anaesthetics have been used to maintain anaesthesia for more than 50 years. The earliest agents to be commonly used, hexobarbital and thiopental, are very cumulative and not particularly suitable for this purpose and the experience of the anaesthesiologists at Pearl Harbour in 1941 set back the use of intravenous anaesthesia for many years, particularly in the USA.

Newer and more suitable agents appeared in the 1960s and 1970s, however, and the concept of total intravenous anaesthesia (TIVA) was greatly advanced by the publication of a method using Althesin by Savege et al. [13]. Kay's experience of anaphylactoid responses to propanidid [3] and Althesin led him to use etomidate and fentanyl for TIVA in children [4, 5] but persistent myoclonia, even after recovery of consciousness, indicated that these agents were also unsuitable for TIVA [6]. The effect of etomidate infusion on suppressing adrenocortical hormone responses are also of concern. Methohexitone remained the most suitable anaesthetic for use by intravenous infusion.

Disoprivan (propofol) is pharmacokinetically and pharmacodynamically the most suitable intravenous anaesthetics now available for TIVA and several publications have indicated the excellent results that may be obtained by its use in this manner, both with spontaneous [11] and controlled ventilation [7].

Use in Spontaneously Ventilating Patients

Somatic (motor) reflex responses to surgery usually limit the use of TIVA to procedures that do not involve such intense stimulation as skin incision. Concern about persistant respiratory depression also usually limits its use to relatively short periods of anaesthesia. Thus minor urological or gynaecological surgery is the most common circumstance of use.

Although feasible, it is not rational to use a cerebral cortex selective narcotic such as Disoprivan to suppress spinal cord reflexes, somatic or autonomic; unduly high dosages are required. Opiates act selectively on the nervous pathway for conduction of pain (amongst other sites) including the initial synapse in the dorsal horn of the spinal cord which is part of both the somatic and autonomic nervous reflex arcs. In virtually every study where anaesthesia using intravenous induction agents with or without an opioid has been compared, the use of an opioid has led to a reduction in the amount of intravenous anaesthetic required, produced clinically better anaesthesia with faster recovery, and reduced the number of side effects (even the incidence of apnoea). The use of a local anaesthetic block is of course more effective still. For surgery of short duration, alfentanil is the logical choice of opioid, and is preferable to fentanyl [8].

Disoprivan and alfentanil anaesthesia for minor surgery has been shown to have advantages over methohexitone and alfentanil [11]. Both induction and maintenance of anaesthesia were significantly smoother, with less pain, hiccup, movement and apnoea. Both combinations caused a significant fall in systolic blood pressure at some stage of anaesthesia, the mean maximum change recorded being greater in the Disoprivan/alfentanil group; a significant rise in mean values occurred only in the methohexitone/alfentanil group.

Awareness and orientation occurred significantly faster and recovery was assessed as better in the Disoprivan group. Post-awareness recovery was studied by means of the Maddox Wing [2] and the digit substitution test [14]. The rate of recovery of eye diversion was faster in the Disoprivan group; the groups differed significantly because nine patients in the methohexitone group were unable to take the test 15 min after recovery of awareness, compared to none in the Disoprivan group; four patients could still not complete the test after 30 min. In the digit substitution test the Disoprivan group scored significantly better than the methohexitone group at every time of measurement.

The out-patients also completed a take-home questionnaire. Those who received Disoprivan felt drowsy for significantly less time and ate significantly earlier than those who received methohexitone. No patient vomited, and all the patients who received Disoprivan and alfentanil requested the same anaesthetic again. Two patients who received methohexitone were nauseated and two did not want the same anaesthetic again.

The use of Disoprivan and alfentanil to maintain anaesthesia for minor surgery of short duration has proved to be a great improvement on conventional anaesthesia. Vomiting or nausea are rare, even in patients undergoing gynaecological surgery where the incidence after conventional techniques is usually 30%-50%. Recovery is very rapid indeed and has a clear-headed quality that is greatly appreciated by the patient. Induction is also much more rapid than with conventional anaesthesia, the patient being ready for preparation for surgery in approximately 1 min.

Disoprivan and alfentanil can be given to spontaneously breathing patients either by infusion or by intermittent injections. If intermittent injections are used the individual bolus doses should be kept small to reduce the likelihood of apnoea. Induction doses of 6-7 µg alfentanil kg^{-1} given over 20 s followed by Disoprivan 1-1.5 mg kg^{-1} given rapidly are recommended, with supplements of 0.1 mg alfentanil and 10 mg Disoprivan given approximately each minute thereafter, mainly according to respiratory rate. Surgical intervention will usually help to prevent significant respiratory depression. It is normally possible to stop administration of alfentanil when dilatation of the cervix is started, or bladder filling completed; a mean dose is usually 0.7-1 mg. Thereafter Disoprivan is given at a frequency to maintain light narcosis only, so that waking will occur 3-4 min after the final dose. The two drugs may also be mixed without apparent loss of potency of either, although there are no compatability data. Although more convenient, this technique is not so acceptable as individual use, as alfentanil will be given after it is required. A ratio of 1 mg alfentanil to 200 mg Disoprivan is suitable.

N_2O and O_2 are often used with Disoprivan with or without an opioid to add to the analgesic and hypnotic effects; even surgery involving skin incision has been successfully conducted using this technique [1]. Used with Disoprivan alone, N_2O and O_2 reduce the Disoprivan requirement to half, but the effect is not so marked when combined with Disoprivan and alfentanil and the patients may suffer increased incidence of nausea and vomiting [12]. The use of N_2O and O_2 also demands continuous airway control which may cause some difficulty in intravenous administration of increments of drugs. When used alone in an appropriate dosage, Disoprivan and alfentanil do not normally lead to loss of airway control. Full facilities for oxygenation, ventilation and resuscitation are nevertheless mandatory, and appropriate respiratory and cardiovascular monitoring are required.

Use in Ventilated Patients

When movement in response to noxious stimulation is inhibited by neuromuscular transmission blockade, excellent operating conditions are readily obtained using TIVA. It is inappropriate to attempt to control spinal autonomic nervous reflexes by using the cerebral cortex selective Disoprivan, but in ventilated patients opioids may readily be used in doses that will usually inhibit sympathetic responses (although in some instances of severe stimulation, e.g. sternal splitting, it may be necessary to use other means of control such as sodium nitroprusside).

Disoprivan has been used in many circumstances to induce and maintain unconsciousness using a balanced anaesthetic technique including an opioid and muscle relaxant. In all investigations of this method it has been possible to demonstrate the main advantage of Disoprivan over other intravenous anaesthetics, i.e. rapid recovery. More importantly, it has been possible to demonstrate, as in spontaneously breathing patients, that recovery is faster than after a volatile anaesthetic, isoflurane [15]. More difficult to quantify, but noted by every user of Disoprivan TIVA, is the excellent quality of recovery, patient is clear-headed and feels good.

The main problem of TIVA in paralysed patients is that of being certain that a paralysed patient who has central suppression of autonomic nervous reflexes (or in whom such reflexes are not occurring) is not conscious. One is left with no clear indication when using normal monitoring techniques. Whilst the use of pharmacokinetic and pharmacodynamic mean data to form the basis of a dose regimen may be very helpful, it is important to remember that such a schema can only give an indication of dosage and cannot be relied on to ensure unconsciousness. Even the use of a dose that is effective in 99% of cases (ED 99) or an MIR of 99 would leave an unacceptable number of patients paralysed but conscious, whilst constituting a gross overdose to the sensitive. Administration, usually most effectively done by infusion, *must* be controlled by monitoring, which is not easy or straight forward in the case of consciousness.

Probably the best monitoring available for TIVA, in addition to standard cardiovascular, gas and neuromuscular transmission measurements, is that of combined processed EEG and the spontaneous EMG of the frontalis muscle (e.g. ABM, Datex). Intensity of narcosis, affected by both Disoprivan and the opioid used, is readily assessed by the mean (or median) frequency of even a unipolar EEG. Mean values under 8 will normally correlate with adequate suppression of autonomic and somatic nervous reflexes whilst values below 4 may indicate that contral depression is excessive; however, there is great individual variation and circumstances may require different interpretations. The EEG will not, however, clearly indicate when a patient is about to recover consciousness. This is best indicated by the level of spontaneous activity (EMG) of the frontalis, which falls dramatically on induction of anaesthesia and rises in similar dramatic fashion when awareness is imminent [10]. Although influenced by the degree of muscle relaxation this monitor will allow Disoprivan infusion to be stopped before the end of surgery, with a bolus of 10 mg given if impending awareness is indicated, so that extremely rapid recovery may be achieved, as was the case of both our studies with Disoprivan with fentany [9] or alfentanil [7]. Alfentanil, with its fast onset and short duration of effect, offers more flexibility than other opioids for use in TIVA.

We compared Disoprivan and alfentanil with methohexitone and alfentanil used as TIVA for major surgery in 42 unpremedicated patients [7]. The mean duration of infusion was approximately 75 min and the mean duration of surgery 70 min, and in both groups infusion was stopped just over 9 min before the end of surgery. As in all our studies, although the induction dose of Disoprivan used was larger than that of methohexitone the rate of use of the two drugs was similar at 0.14 mg kg^{-1} min^{-1}; the methohexitone group required a larger dose of alfentanil, however (0.93 vs. 0.7 µg kg^{-1} min^{-1}).

Induction of anaesthesia using Disoprivan 2 mg kg^{-1} or methohexitone 1.5 mg kg^{-1} with alfentanil 10 µg kg^{-1} followed by alcuronium 15 mg resulted in more side effects in the methohexitone group, but a similar fall in systolic and diastolic blood pressure 2 and 3 min after injection which was reversed by tracheal intubation. Subsequently, mean systolic values in both groups and diastolic pressures in the Disoprivan group fell below pre-anaesthetic values at some times; however, the pressures were similar throughout most of the course of anaesthesia and at a level normally encountered during most forms of anaesthesia. Mean heart rate differed between the groups at most times. Whilst no means during Disoprivan anaesthesia varied from the preanaesthetic values, all means during methohexitone infusion were increased.

Control of anaesthesia was easier using Disoprivan, patients rarely suffering increases in systolic pressure exceeding 10% or heart rates exceeding 100. More frequent signs of inadequate anaesthesia in the methohexitone group caused the greater use of alfentanil, given as increments to suppress responses. After infusion was stopped more patients required Disoprivan increments than methohexitone, suggesting that recovery from Disoprivan was faster. Recovery of awareness (measured from the last dose given) was subsequently significantly faster and better after Disoprivan than methohexitone. There was no difference in the time to onset of spontaneous respiration after reversal of relaxation and $P_{ET}CO_2$ values were similar (and acceptable) once respiration was established.

Using a lipophylic drug such as Disoprivan means that accumulation in adipose tissue during infusion is inevitable. A third compartment of distribution has been identified from which there is a final phase of slow elimination half-time about 280 min) due to a slow return of Disoprivan from poorly perfused fat. Unless infusion rates are regularly adjusted to the minimum required during each phase of surgery, and total dosage minimized, some of the great advantage due to the rapid clearance of Disoprivan will be lost, and patients may suffer (to a very much smaller degree) the sort of post-awareness disabilities routinely encountered after thiopentone – drowsiness, incoordination, amnesia, irresponsibility, etc. By the use of good monitoring with individual dosing these can be minimized using Disoprivan, so that both awakening and post-awareness recovery [16] are better than those achievable using conventional anaesthesia.

References

1. Coates DP, Prys-Roberts C, Spelina KR, et al (1985) Propofol (Diprivan) by intravenous infusion with nitrous oxide: dose requirements and haemodynamic effects. Postgrad Med J [Suppl 3] 61:76–79
2. Hannington-Kiff JG (1970) Measurement of recovery from outpatients general anaesthesia with a simple ocular test. Br Med J 3:132
3. Kay B (1969) Hypotensive reaction after propanidid and atropine. Br Med J 3:413
4. Kay B (1977) Total intravenous anesthesia with etomidate I. A trial in children. Acta Anaesth Belg 28:107–113
5. Kay B (1977) Total intravenous anesthesia with etomidate II. Evaluation of a practical technique for children. Acta Anaesth Belg 28:115–121
6. Kay B (1977) Total intravenous anesthesia with etomidate III. Some observations in adults. Acta Anaesth Belg 28:157–164
7. Kay B (1986) Propofol and alfentanil infusion. A comparison with methohexitone and alfentanil for major surgery. Anaesthesia 41:589–595
8. Kay B, Cohen AT (1983) Intravenous anaesthesia for minor surgery. Br J Anaesth [Suppl 2] 55:165S–167S
9. Kay B, Verniquet AJW (1984) Propofol and fentanyl for total intravenous anaesthesia. In: Egay LM, De La Cruz-Odi M (eds) 8th World Congress of Anaesthesiologists, vols 1, 2 (abstracts). World Federation of the Society of Anaesthesiologists, Manila, Philippines
10. Kay B, Hargreaves J, Healy TEJ (1982) Combined electroencephalography (EEG) and electromyography (EMG) for measurement of depth of anaesthesia. In: Vickers MD, Lunn JN (eds) Mortality in anaesthesia. Springer, Berlin Heidelberg New York, pp 136–141
11. Kay B, Hargreaves J, Sivalingam T, Healy TEJ (1986) Intravenous anaesthesia for cystoscopy: A comparison of propofol or methohexitone with alfentanil. Eur Anaesthesiol 3:111–120
12. Lenie DS, Harper NJN (1986) Nitrous oxide anaesthesia and vomiting: effect of nitrousoxide anaesthesia of the indidence of vomiting following gynaecological laparoscopy. Anaesthesia 41:703–707
13. Savege TM, Ramsay MAE, Curran JPJ, Cotter J, Walling PT, Simpson BR (1975) Intravenous anesthesia by infusion. Anaesthesia 30:757–764
14. Wechsler D (1944) The measurement of adult intelligence, 3rd ed. Williams and Wilkins, Baltimore, p 185
15. Youngberg JA, Texidor MS, Smith D, Ramadhyani U (1986) A Comparison of induction and maintenance of anaesthesia with propofol to induction with thiopental and mainte-

nance of isoflurane. In: Bergmann H, Kramar H, Steinbereithner K (eds) VII European Congress of Anaesthesiology 17:293 (Abstract 456)
16. Zuurmond WWA, van Leeuwen L, Helmers JHJH (1987) Recovery from propofol infusion as the main agent for outpatient arthroscopy: comparison with isoflurane. Anaesthesia 42:356–359

Das Verhalten der Hämodynamik unter Dauerinfusion von Propofol bei großen gefäßchirurgischen Operationen

R. Dudziak und K. Friedrich

Das 1977 erstmals klinisch angewandte Propofol zeichnet sich durch eine rasche und sanfte Einschlafphase, geringes Auftreten von exzitatorischen Phänomenen und eine kurze Aufwachperiode, weitgehend ohne Folgeerscheinungen, aus [6, 7, 8]. Bisherige Untersuchungen zur Hämodynamik während Einleitung und Fortführung einer Narkose mit Propofol wiesen eine mäßige kardiodepressive Wirkung dieses Medikaments nach [5, 10]. Unsere Studie sollte die hämodynamischen Eigenschaften des Propofols, sowohl während der Einleitung der Anästhesie als auch während einer kontinuierlichen intravenösen Narkose mit Propofol unter Zusatz von Fentanyl – mit und ohne Lachgaszufuhr – bei Patienten, die sich großen gefäßchirurgischen Operationen unterziehen mußten, überprüfen.

Methodik

Wir untersuchten insgesamt 22 Patienten beiderlei Geschlechts im Alter von 37–70 Jahren mit arterieller Verschlußkrankheit, die den ASA-Gruppen I–III angehörten und randomisiert in 2 Gruppen eingeteilt waren (Tabelle 1).

Bei 5 Patienten bestanden anamnestisch Hinweise auf eine koronare Herzkrankheit, 5 Patienten waren Hypertoniker, 2 weitere waren Schrittmacherträger.

Tabelle 1. Patientenkollektiv

	Alter [Jahre]	Gewicht [kg]	Operationsdauer [min]
Gruppe I			
Mittelwert	58,42	71,75	102
SD	±9,94	±9,48	±31,77
Gruppe II			
Mittelwert	58,80	66,90	112
SD	±12,27	±9,4	±52,44
ASA-Risikogruppen-Veteilung			
	ASA I	ASA II	ASA III
Gruppe I n = 12	3	8	1
Gruppe II n = 10	–	9	1

2 Patienten nahmen Nifedipin als Dauermedikation ein, 3 waren digitalisiert, einer war mit einem β-Rezeptorenblocker vorbehandelt.

Alle Patienten wurden am Vorabend mit Diazepam und Phenobarbital p.o. prämediziert. Am Operationstag erhielten sie 90 min vor Narkoseeinleitung 50 mg Promethazin und 30 min vorher 1–2 ml Thalamonal intramuskulär. Nach Ankunft im Operationssaal wurden in Lokalanästhesie eine arterielle Kanüle zur blutigen Blutdruckmessung, ein zentral-venöser Katheter und eine dicklumige Braunüle appliziert. Das EKG leiteten wir kontinuierlich über einen Monitor ab. Das Herzzeitvolumen ermittelten wir nach der Farbstoffverdünnungsmethode.

Nach Vorgabe von 1 mg Pancuronium wurde die Narkose mit 2 mg/kg Propofol – injiziert über 20 s – eingeleitet. Anschließend erhielten die Patienten 1 mg/kg Succinylcholin zur Relaxierung und wurden intubiert. Wir beatmeten die Patienten der Gruppe I mit 50% Lachgas in Sauerstoff kontrolliert, während Gruppe II 50% Sauerstoff in Raumluft erhielt. Die Narkose wurde in beiden Gruppen mit 8 mg/kg/h Propofol und 1 mg/h Fentanyl weitergeführt (Tabelle 2). Als Muskelrelaxans benutzten wir 0,08–0,1 mg/kg Pancuronium. War eine Extubation am Ende des Eingriffs geplant, unterbrachen wir die Zufuhr von Fentanyl und Propofol etwa 30 min vor dem zu erwartenden Operationsende. Sollten die Patienten postoperativ nachbeatmet werden, führten wir beide Substanzen bis zur Beendigung des Eingriffs zu. Die Operationszeiten lagen zwischen 47 und 197 min.

Zum Meßpunkt 1, dem Ausgangswert, bestimmten wir arteriellen Blutdruck, Herzfrequenz (HR), zentral-venösen Druck (ZVD) und Herzzeitvolumen (CO). Der Meßpunkt 2 lag nach der Injektion der Einleitungsdosis, aber noch vor der Intubation, an ihm wurden arterieller Blutdruck und Herzfrequenz gemessen. Zum Meßpunkt 3 – unmittelbar nach der endotrachealen Intubation – registrier-

Tabelle 2. Meßzeitpunkte

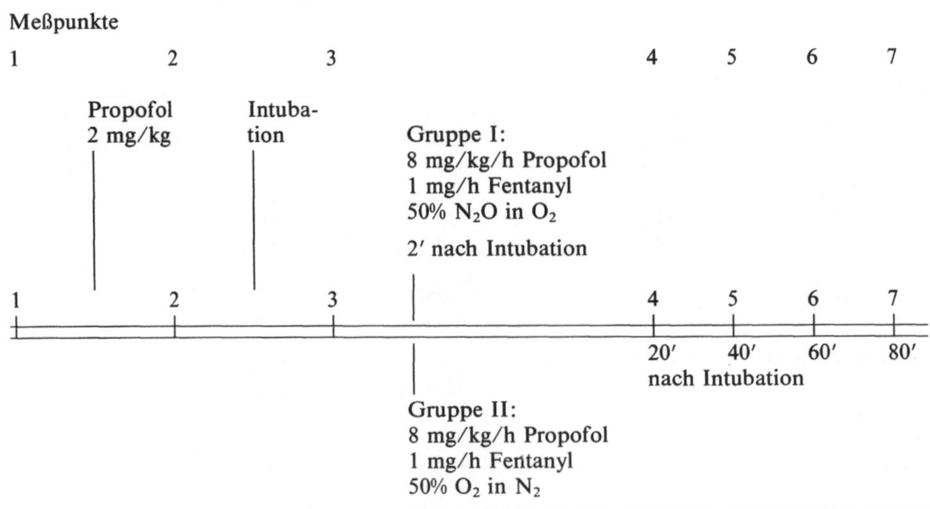

ten wir neben arteriellem Blutdruck auch Herzfrequenz, Herzzeitvolumen und zentral-venösen Druck. Die Zeitpunkte 4–7 wurden jeweils in 20minütigen Abständen nach der Intubation gewählt. Wir haben hier wiederum arteriellen Blutdruck, Herzfrequenz, zentral-venösen Druck und Herzzeitvolumen gemessen. Aus diesen Parametern berechneten wir zusätzlich arteriellen Mitteldruck (MAP), Herzindex (CI), Schlagvolumen (SV) und Schlagvolumenindex (SVI) sowie den totalen peripheren Widerstand (TPR).

Ergebnisse

Einleitungsphase

Das Schema der Narkoseeinleitung war bei den Patienten beider Gruppen gleich. Alle Patienten konnten mit 2 mg/kg Propofol – verabreicht über den zentral-venösen Katheter – ohne Probleme eingeleitet werden. Die Zeit bis zum Erlöschen des Lidreflexes betrug 37,7 ± 5,51 s. Bei 15 der 22 Patienten kam es zu einer Apnoe. Lediglich in 2 Fällen reagierten Patienten kurzfristig mit spontanen Extremitätenbewegungen, die aber keine zusätzlichen Propofolgaben erforderten.

Unmittelbar nach der Applikation von Propofol, aber noch vor der Intubation, fiel der arterielle Blutdruck in Gruppe I statistisch signifikant ab, die Herzfrequenz stieg statistisch signifikant an. Zum Zeitpunkt 3 nach der Intubation kam es zu weiteren ausgeprägten hämodynamischen Veränderungen. Wie aus Tabelle 3 zu ersehen ist, trat jetzt ein deutlicher Anstieg des arteriellen Mitteldruckes und der Herzfrequenz auf. Herzzeitvolumen und Herzindex nahmen leicht, Schlagvolumen und Schlagvolumenindex – bedingt durch den Frequenzanstieg – stärker ab. Für Gruppe II konnten vergleichbare Veränderungen festgestellt werden (Tabelle 4). Der periphere Widerstand stieg in beiden Gruppen nach der Intubation erheblich an.

Tabelle 3. Mittelwerte der hämodynamischen Parameter in Gruppe I. Einleitungsphase (Meßpunkte 1–3)

	Meßpunkt 1	Meßpunkt 2	Meßpunkt 3
MAP [mm Hg]	99,1 ± 13,01	75,8 ± 14,9**	126,6 ± 20,55**
HR [Schläge/min]	77,3 ± 19,7	87,9 ± 11,92*	97,5 ± 20,73*
ZVD [mm Hg]	4,8 ± 2,9	–	5 ± 2,87
CO [l/min]	5,75 ± 2,4	–	5,31 ± 2,67
CI [l/min/m^2]	3,36 ± 1,61	–	3,16 ± 1,75
SV [ml]	74,1 ± 20,13	–	53,5 ± 17,89*
SVI [ml/m^2]	42,75 ± 12,59	–	30,92 ± 11,77*
TPR $\left[\dfrac{dyn \times s}{cm^5}\right]$	1519 ± 612,5	–	2060 ± 667,6*

* p < 0,05   ** p < 0,001

Tabelle 4. Mittelwerte der hämodynamischen Parameter in Gruppe II. Einleitungsphase (Meßpunkte 1–3)

	Meßpunkt 1	Meßpunkt 2	Meßpunkt 3
MAP [mm Hg]	97,8 ± 18,11	70,5 ± 20,97*	113,7 ± 24,93
HR [Schläge/min]	71,5 ± 13,58	81,2 ± 17,94*	88,8 ± 16,9*
ZVD [mm Hg]	5,3 ± 4,2	–	5,6 ± 3,89
CO [l/min]	6,87 ± 2,13	–	6,43 ± 2,41
CI [l/min/m²]	3,97 ± 1,22	–	3,73 ± 1,45
SV [ml]	101,4 ± 41,14	–	73,2 ± 28,64*
SVI [ml/m²]	58,8 ± 23,91	–	42,6 ± 17,05*
TPR $\left[\dfrac{dyn \times s}{cm^5}\right]$	1168 ± 437,5	–	1494 ± 639,5*

* p < 0,05

Weiterführungsphase

In Gruppe I wurde nach der Intubation die Narkose mit 8 mg/kg/h Propofol und 1 mg/h Fentanyl sowie 50% Lachgas in Sauerstoff fortgesetzt. Nach der hypertonen Reaktion auf die Intubation kam es im Verlauf der Weiterführungsphase zu einer kontinuierlichen Abnahme des arteriellen Blutdrucks bis zum letzten Meßpunkt 7 (Tabelle 5). Die Veränderungen zu den Meßpunkten 5–7 sind im Vergleich zum Ausgangswert 1 statistisch signifikant. Auch die Herzfrequenz nahm mit zunehmender Dauer der Anästhesie ab und erreichte schließlich Werte unterhalb des Ausgangswertes 1.

Herzzeitvolumen und Herzindex lagen zum Meßpunkt 4, d.h. 20 min nach Beginn der kontinuierlichen Zufuhr von Propofol und Fentanyl, in Gruppe I bereits deutlich unter dem Ausgangswert 1, blieben aber im weiteren Verlauf der Narkose recht konstant auf diesem Niveau. Schlagvolumen und Schlagvolumenindex nahmen zu den Meßpunkten 5–7 wieder zu, die Ursache dafür ist in der Frequenzabnahme zu sehen.

Tabelle 5. Mittelwerte der hämodynamischen Parameter in Gruppe I. Weiterführungsphase (Meßpunkte 4–7)

	Meßpunkt 4	Meßpunkt 5	Meßpunkt 6	Meßpunkt 7
MAP [mm Hg]	97,9 ± 19,55	82,8 ± 18,17*	74,9 ± 12,96**	70 ± 6,53*
HR [Schläge/min]	77,8 ± 14,17	71,64 ± 19	68,1 ± 16,74	65 ± 16,22
ZVD [mm Hg]	4,5 ± 4,21	4,5 ± 4,17	5,1 ± 4,62	8 ± 4,53
CO [l/min]	3,83 ± 1,52**	3,55 ± 1,65**	3,82 ± 1,13*	3,8 ± 1,16*
CI [l/min/m²]	2,21 ± 0,92**	2,1 ± 1,12**	2,09 ± 0,78*	2,17 ± 0,82*
SV [ml]	48,58 ± 15,23**	48,82 ± 14,08**	53,8 ± 14,13*	59,86 ± 16,53
SVI [ml/m²]	27,83 ± 8,44**	28,55 ± 9,63**	30,9 ± 9,06*	34,43 ± 9,9
TPR $\left[\dfrac{dyn \times s}{cm^5}\right]$	2257 ± 938,9**	2113 ± 1063*	1752 ± 814,5	1445 ± 598,2

* p < 0,05   ** p < 0,001

Das Verhalten der hämodynamischen Parameter der Gruppe II war dem der Gruppe I weitgehend ähnlich (Tabelle 6). Der mittlere arterielle Druck fiel auch zu allen Meßpunkten kontinuierlich ab, ebenso die Herzfrequenz. Herzzeitvolumen und Herzindex lagen während der kontinuierlichen Zufuhr von Propofol und Fentanyl deutlich unterhalb des Ausgangswertes 1, veränderten sich in dieser Phase aber kaum noch. Schlagvolumen und Schlagvolumenindex stiegen erst zum Meßpunkt 7 wieder an. Unterschiedlich und deshalb interessant ist, daß in Gruppe I der totale periphere Widerstand im Verlauf der Narkose nach anfänglichem Anstieg wieder bis auf den Ausgangswert abfiel und ihn sogar unterschritt (Tabelle 5), während in Gruppe II der gleiche Parameter bis zum Meßpuntk 6 anstieg und erst zum Meßpunkt 7 abfiel, aber immer noch über dem Ausgangswert blieb (Tabelle 6).

Diskussion

Zum Verhalten der Hämodynamik können wir folgende Aussagen machen:

1. Die Veränderungen der Hämodynamik kann und muß man in 2 Abschnitten besprechen. Der erste Abschnitt betrifft die Einleitungsphase der Narkose. Hier zeigt sich in beiden Gruppen deutlich, daß es nach der Injektion von 2 mg/kg Propofol – wie auch von anderen Autoren beschrieben [3, 7, 10] – zu einem statistisch signifikanten Blutdruckabfall kam. Unsere Patienten reagierten auf den Schmerzreiz der Intubation mit einem „überschießenden" Blutdruckanstieg sowie einem Anstieg der Herzfrequenz. Propofol alleine kann trotz seiner geringen analgetischen Wirkung [2] sympathoadrenerge Reaktionen auf die endotracheale Intubation nicht unterdrücken. Bei Zufuhr eines weiteren Anästhetikums oder Analgetikums kann diese hämodynamische Veränderung unterbleiben [1, 11].

   Der „überschießende" Blutdruckanstieg erschwert die Interpretation der eigentlichen hämodynamischen Wirkung des Propofols sehr. Es kann nämlich

Tabelle 6. Mittelwerte der hämodynamischen Parameter in Gruppe II. Weiterführungsphase (Meßpunkte 4–7)

	Meßpunkt 4	Meßpunkt 5	Meßpunkt 6	Meßpunkt 7
MAP [mm Hg]	90,7 ± 23,5	84,8 ± 17,32	81,8 ± 14,31	78,4 ± 19,51
HR [Schläge/min]	73,8 ± 16,27	67,1 ± 11,97	65,5 ± 16,56	68,8 ± 20,08
ZVD [mm Hg]	5,7 ± 4,95	6,3 ± 4,58*	6,7 ± 5,35	5,2 ± 5,02
CO [l/min]	4,68 ± 1,61*	4,41 ± 2,32*	3,76 ± 1,26*	4,27 ± 2,23
CI [l/min/m^2]	2,75 ± 1*	2,57 ± 1,39*	2,2 ± 0,79*	2,42 ± 1,18*
SV [ml]	65,2 ± 22,91*	64,9 ± 28,07*	58,13 ± 14,94*	58,8 ± 17,88*
SVI [ml/m^2]	37,7 ± 13,06*	37,5 ± 16,56**	33,75 ± 8,76*	34,8 ± 10,33*
TPR $\left[\dfrac{\mathrm{dyn} \times \mathrm{s}}{\mathrm{cm}^5}\right]$	1593 ± 434,4*	1642 ± 731,9*	1687 ± 528,4*	1490 ± 521*

* p < 0,05   ** p < 0,001

nicht mit Sicherheit behauptet werden, daß das Ausmaß der Herzzeitvolumen- und Schlagvolumenabnahme auf eine alleinige negativ inotrope Wirkung des Propofols zurückzuführen ist. Der zum gleichen Zeitpunkt gemessene deutliche und in beiden Gruppen statistisch signifikante Anstieg des totalen peripheren Widerstandes zum Meßpunkt 3 zeigt, daß – bedingt durch eine zu geringe Analgesie – die endokrine Antwort des Körpers erheblich ist und mit der eigentlichen Wirkung des Propofols interferiert.

2. In der Weiterführungsphase der Narkose, die sich in beiden Gruppen durch eine kontinuierliche Abnahme der Herzfrequenz und des arteriellen Mitteldruckes auszeichnet, wird der negativ inotrope Effekt des Propofols deutlicher. Auffallend in beiden Gruppen war, daß es während der Operation unter den Bedingungen einer Propofolinfusion zu einem statistisch signifikanten Abfall des Herzzeitvolumens sowie des Schlagvolumens kam, daß sich die Werte beider Parameter dann aber auf einem Niveau von etwa 70% des Ausgangswertes konstant hielten.

Ein Abfall des Herzzeitvolumens unter Narkosebedingungen ist von vielen anderen intravenösen, aber auch Inhalationsanästhetika bekannt [4, 9], ohne daß bis dato eindeutig geklärt werden konnte, ob dieses Verhalten bei gleichzeitiger Abnahme des Gesamtsauerstoffverbrauchs des Körpers während der Narkose als ungünstig zu werten ist. Insofern sehen wir die von uns gefundenen Veränderungen der Hämodynamik nicht als Hinweis auf eine etwaige Unbrauchbarkeit dieses Medikaments in der anästhesiologischen Praxis an. Auch kann man vermuten, daß bei Erreichen einer steady-state-Blutkonzentration die hämodynamische Situation durch eine Dosisreduktion verbessert werden kann.

Auffällig ist das unterschiedliche Verhalten des peripheren Widerstandes in beiden Gruppen. Wie aus den Tabellen 5 und 6 zu ersehen ist, reagierten die Patienten, die Lachgas erhielten, mit einer deutlichen Abnahme des peripheren Widerstandes im Verlauf der Narkose, während die Patienten, die lediglich mit Sauerstoff und Raumluft beatmet wurden, stets einen erhöhten peripheren Widerstand aufwiesen. Wir interpretieren die Befunde dahingehend, daß durch die analgetische Komponente des Lachgases die humorale Antwort des Körpers allmählich nachgelassen hat, während in der Luft-Sauerstoff-Gruppe die notwendige Analgesiestufe nicht erreicht wurde. An dieser Stelle müssen wir jedoch hinzufügen, daß klinische Zeichen eines unzureichenden Schlafes oder einer unzureichenden Analgesie bei keinem Patienten beobachtet werden konnte.

Unsere Untersuchungen geben einen Hinweis darauf, daß zur endgültigen Klärung der Ursache der hämodynamischen Veränderungen sowie der klinischen Brauchbarkeit einer kontinuierlichen intravenösen Anästhesie mit Propofol biochemische Untersuchungen der humoralen Antwort des Körpers notwendig sind. Ferner schließen wir nicht aus, daß eine stärkere Analgesie bei Verzicht auf Lachgas – erzielt zum Beispiel mit Sufentanil – einen besseren Weg als der von uns gewählte bedeutet.

Zusammenfassung

Die Einleitungsdosis von 2 mg/kg Propofol verursachte einen Abfall des arteriellen Blutdrucks sowie eine Zunahme der Herzfrequenz. Nach der Intubation kam es zu einem deutlichen Anstieg des arteriellen Blutdrucks und einem weiteren Anstieg der Herzfrequenz. Herzzeitvolumen, Herzindex, Schlagvolumen und Schlagvolumenindex fielen ab, der periphere Widerstand stieg an.

Während der Weiterführungsphase mit 8 mg/kg/h Propofol und 1 mg/h Fentanyl nahmen arterieller Blutdruck und Herzfrequenz kontinuierlich ab, Herzzeitvolumen und Herzindex veränderten sich – nach dem Abfall zu Beginn der Weiterführungsphase – dann nur noch geringfügig. Der periphere Widerstand in Gruppe I fiel nach anfänglicher Zunahme im weiteren Verlauf der Anästhesie ab und lag am Ende sogar unter dem Ausgangswert. In Gruppe II erfolgte der Abfall erst zu einem späteren Meßzeitpunkt, der Ausgangswert wurde nicht unterschritten.

Literatur

1. Aken H van, Meinshausen E, Möllmann M, Brüssel T, Heinecke A (1986) Haemodynamic effects of anaesthesia induction with diprivan (abstract). Beitr Anästh Intensivmed 16:192
2. Briggs LP, Dundee JW, Bahar M, Clarke RSJ (1982) Comparison of the effect of diisopropylphenol and thiopentone on response to somatic pain. Br J Anaesth 54:307
3. Coates DP, Prys-Roberts C, Spelina KR, Monk CR, Norley I (1985) Propofol by intravenous infusion with nitrous oxide. Postgrad Med J [Suppl 3] 61:76
4. Eger EI, Smith NT, Stoelting RK (1970) Cardiovascular effects of halothane in man. Anesthesiology 32:396
5. Grounds RM, Morgan M, Lumley J (1985) Some studies on the properties of the intravenous anaesthetic Propofol. Postgrad Med J [Suppl 3] 61:90
6. Kay B, Healy TEJ (1985) Propofol for outpatient cystoscopy. Postgrad Med J [Suppl 3] 61:108
7. Mackenzie N, Grant IS (1985) Propofol for continous intravenous anaesthesia. Postgrad Med J [Suppl 3] 61:70
8. McLeod B, Boheimer N (1985) Propofol infusion as main agent for day case surgery. Postgrad Med J [Suppl 3] 61:105
9. Müller H, Scheussner E, Stoyanov M, Hempelmann G (1983) Kreislaufeffekte von Midazolam, Edition Roche, Basel, S 91
10. Patrick MR, Blair IJ, Feneck RO, Sebel PS (1985) A comparison of the hemodynamic effects of propofol and thiopentone in patients with coronary artery disease. Postgrad Med J [Suppl 3] 61:23
11. Ulsamer B, Doenicke A, Laschat M (1986) Propofol im Vergleich zu Etomidat zur Narkoseeinleitung. Anästhesist 35:535

Abstract

Diese Studie untersuchte das hämodynamische Verhalten von Patienten der ASA-Gruppe I–III, die randomisiert in 2 Gruppen eingeteilt waren, während der Einleitung und Weiterführung einer kontinuierlichen intravenösen Anästhesie bei großen gefäßchirurgischen Operationen. Die Narkose wurde in beiden Kollektiven mit 2 mg/kg Propofol eingeleitet. Gruppe I erhielt 8 mg/kg/h Propofol,

1 mg/h Fentanyl sowie 50% Lachgas in Sauerstoff zur Weiterführung der Narkose, Gruppe II neben Propofol und Fentanyl in der gleichen Dosierung aber lediglich 50% Sauerstoff in Raumluft.

Die hämodynamischen Parameter wurden

(1) im Wachzustand,
(2) nach Narkoseeinleitung
(3) nach der Intubation sowie
(4) in 20minütigen Abständen während der Weiterführungsphase (4–7) bestimmt.

Nach Narkoseeinleitung (2) kam es in beiden Gruppen zu einem deutlichen Abfall des arteriellen Blutdrucks, die Herzfrequenz nahm leicht zu.

Nach der Intubation (3) stiegen arterieller Blutdruck, Herzfrequenz und peripherer Widerstand über den Ausgangswert (1) an. Diese Reaktion spricht für eine nicht ausreichende Analgesie gegenüber dem Stimulus der Intubation. Herzzeitvolumen und Herzindex fielen zu dem Zeitpunkt leicht, Schlagvolumen und Schlagvolumenindex stärker ab.

In der Weiterführungsphase nahmen der arterielle Blutdruck und die Herzfrequenz in beiden Gruppen kontinuierlich ab. Herzzeitvolumen, Herzindex, Schlagvolumen und Schlagvolumenindex fielen 20 min nach Beginn der kontinuierlichen intravenösen Anästhesie (4) deutlich ab. Herzzeitvolumen und Herzindex veränderten sich dann aber nur noch geringfügig. Das Schlagvolumen und dessen Index stiegen im weiteren Verlauf der Narkose – bedingt durch den Frequenzabfall – wieder an. Ähnliche hämodynamischen Veränderungen werden auch durch andere intravenöse, aber auch volatile Anästhestika verursacht. Möglicherweise kann eine Reduktion der Zufuhr bei Erreichen eines steady state die Kreislaufdepression mindern.

Lediglich der periphere Widerstand verhielt sich in beiden Gruppen unterschiedlich. In Gruppe I stieg er bis zum ersten Meßpunkt (4) der Weiterführungsphase an und fiel dann sukzessive ab, während er in Gruppe II erst am letzten Meßpunkt (7) abnahm. Dieses Verhalten kann durch eine geringere Analgesietiefe in der Gruppe ohne Lachgaszufuhr hervorgerufen worden sein. Klinische Zeichen einer unzureichenden Analgesie konnten aber nicht beobachtet werden.

Propofol senkt den Liquordruck während Ethrane-N_2O-O_2-Narkose

H. V. Schalk, G. Schwarz, P. Rehak und W. F. List

Das i.v. Hypnotikum 2,6 Diisopropylphenol (Propofol) liegt nun in einer 1%igen Emulsion, bestehend aus 10% Sojabohnenöl, 1,2% Eiphosphatid und 2,25% Glyzerin, vor. Dadurch scheinen die bisher bei der Lösung in Cremophor beobachteten anaphylaktoiden Reaktionen ausgeschlossen zu sein [1].

Ziel der vorliegenden klinischen Studie war, die Wirkung dieses neuen i.v. Hypnotikums auf den Liquordruck (CSFP) zu untersuchen.

Methodik

Nach Vorliegen ihres Einverständnisses und mit Zustimmung der Ethikkommission der medizinischen Fakultät Graz wurden 11 Patienten in die Studie einbezogen. 6 Patienten waren von der präoperativen anästhesiologischen Ambulanz der ASA-Gruppe I, die übrigen 5 der ASA-Gruppe II zugeordnet worden.

Bei allen Patienten wurde eine lumbale Laminektomie in Seitenlagerung vorgenommen. Das mittlere Alter war 44 Jahre (30–56 Jahre), das mittlere Gewicht betrug 75,8 kg (60–90 kg).

Zur Prämedikation wurden 0,01 mg/kg Atropin, 1 mg/kg Pethidin und 0,5 mg/kg Phenergan verabreicht.

Die Narkoseeinleitung erfolgte mit Thiopental 4–7 mg/kg, nach Succinylcholin 1 mg/kg wurde intubiert. Zur Narkoseaufrechterhaltung wurde Ethrane 0,8–1,3 Vol% in N_2O:O_2 (2:1) verabreicht. Nach Muskelrelaxation mit 4 mg Pavulon i.v. als Bolus wurde kontrolliert beatmet. Während der Operation wurde eine isotone Elektrolytlösung infundiert, deren Menge zum Untersuchungszeitpunkt etwa 10 ml/kg KG erreicht hatte.

Gegen Operationsende wurde vom Chirurgen unter Sicht der Lumbalraum punktiert. Ab diesem Zeitpunkt wurde der CSFP kontinuierlich aufgezeichnet, die Herzfrequenz am EKG-Monitor mitregistriert und der Blutdruck unblutig in Minutenabstand gemessen. Im „steady state" der Inhalationsnarkose erfolgte eine einmalige Gabe von 1,5 mg/kg Propofol i.v. Nach einem Beobachtungszeitraum von 5 min wurden zusätzlich die Blutgaswerte bestimmt. Danach injizierte der Chirurg die vorgesehene Steroiddosis intrathekal und beendete die Operation.

Die statistische Auswertung der erhaltenen Daten erfolgte mittels multipler Vergleiche nach Wilcoxon und Wilcox.

Ergebnisse

Nach der Gabe von 1,5 mg/kg KG Propofol i.v. sank der CSFP innerhalb der 1. Minute um 30% (p < 0,005), nach 3 min um 37% (p < 0,001). Dieser Wert blieb über den Untersuchungszeitraum von 5 min bestehen (Abb. 1).

Der systolische Blutdruck nahm von 107 ± 8,4 mm Hg auf 98 ± 8,8 mm Hg (p < 0,001) in der 1. bzw. 99 ± 10,3 mm Hg (p < 0,001) in der 3. Minute nach beendeter Injektion ab. Nach 5 min war der Ausgangswert mit 102 ± 11,5 mm Hg nahezu wieder erreicht.

Der diastolische Blutdruck sank in der 1. Minute von 76 ± 9,7 mm Hg auf 69 ± 11,4 mm Hg (p < 0,001), in der 3. und 5. Minute lagen die Werte wieder nahe am Ausgangsbereich (71 ± 11,0 mm Hg bzw. 73 ± 1,7 mm Hg) (Abb. 2).

Herzfrequenz (73 + 8 min^{-1}) (Abb. 3) und arterieller pCO_2 (35,6 ± 3 mm Hg) zeigten zu keinem Zeitpunkt signifikante Veränderungen.

Diskussion

Obwohl statistisch signifikant, war die nach Propofol 1,5 mg/kg i.v. aufgetretene Blutdruckabnahme bei keinem der Patienten von klinischer Bedeutung. Dazu muß angemerkt werden, daß einer möglichen Hypovolämie durch intravenöse Flüssigkeitssubstitution vor der Propofolgabe vorgebeugt worden war. Die Herzfrequenz blieb praktisch unverändert.

Bisherige Erfahrungen mit Propofol zur Narkoseeinleitung lassen einen stärkeren Blutdruckabfall erwarten [5]. Wir nehmen an, daß dies vor allem durch periphere Vasodilatation hervor gerufen wird, da wir in einer Untersuchung mit

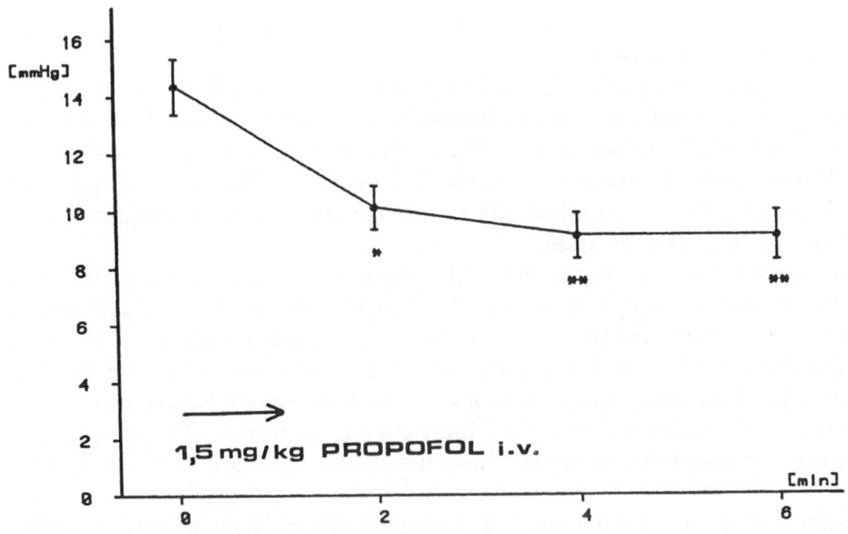

Abb. 1. Liquordruck (CSFP)

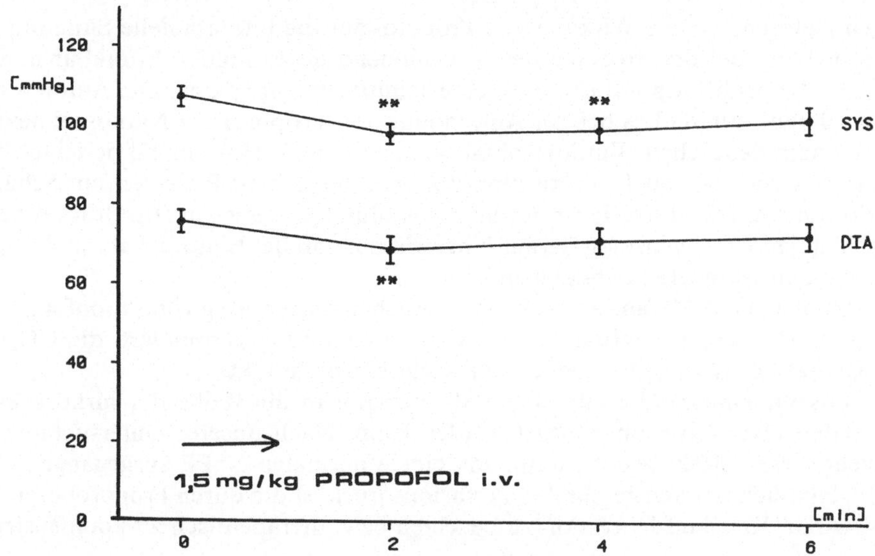

Abb. 2. Blutdruck

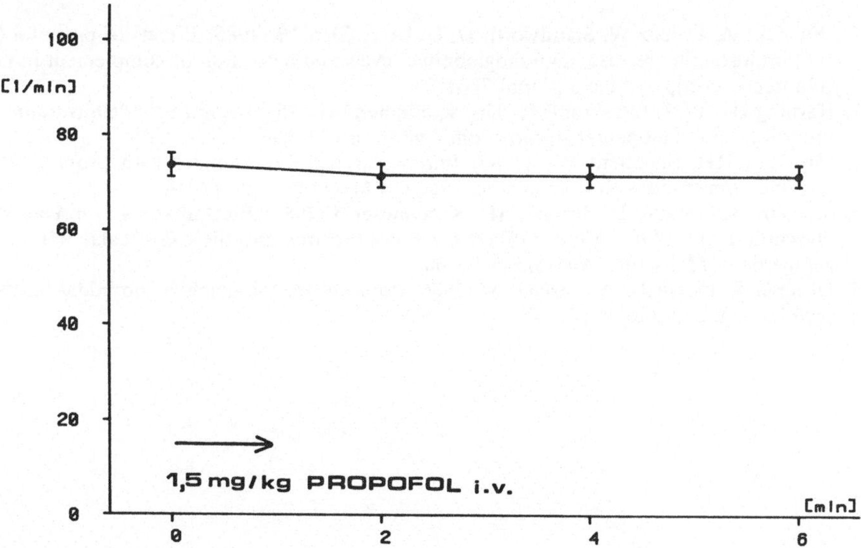

Abb. 3. Herzfrequenz nach 1,5 mg Propofol i.v. während Inhalationsanästhesie. $x = p < 0,005$; $xx = p < 0,001$

Messung der systolischen Zeitintervalle keinen Hinweis auf eine Myokarddepression fanden (List et al., persönliche Mitteilung).

Die Abnahme des an sich im Normbereich liegenden CSFP war in der untersuchten Patientengruppe signifikant, bei keinem der 11 Patienten konnte eine gegenteilige Tendenz beobachtet werden. Dies ist in Übereinstimmung mit anderen Autoren, die die Wirkung von Propofol auf die intrakranielle Situation untersuchten. Bei der Messung des Augeninnendruckes fanden Mirakhur u. Shepherd [3] nach Propofol ebenfalls eine signifikante Abnahme. Die Autoren weisen darauf hin, daß es bei der Anwendung von Propofol zur Narkoseeinleitung zu einem deutlichen Blutdruckabfall kommen kann. Hartung [2] berichtet über die Anwendung von 1 mg/kg Propofol bei 5 beatmeten Patienten mit Schädelhirntrauma. Dabei wurde ein Abfall des epidural gemessenen Hirndruckes beobachtet, jedoch gleichzeitig darauf hingewiesen, daß bei Blutdruckabfall der zerebrale Perfusionsdruck abnehmen kann.

Stephan et al. [4] fanden bei kontinuierlicher Anwendung von Propofol i.v. die zerebrale Sauerstoffaufnahme und Hirndurchblutung vermindert, die CO_2-Reaktivität der Hirngefäße jedoch nur leicht eingeschränkt.

Zusammenfassend ergibt sich, daß Propofol in die Reihe der hirndrucksenkenden Hypnotika eingeordnet werden kann. Nach unserer Untersuchung besteht dieser Effekt bereits, wenn von einem normalen CSFP ausgegangen wird. Im Hinblick auf den zerebralen Perfusionsdruck ist die durch Propofol eventuell bewirkte Kreislaufdepression zu beachten bzw. therapeutisch zu kompensieren.

Literatur

1. Doenicke A, Lorenz W, Standworth D, Duka T, Glen JB (1985) Effects of propofol (diprivan) on histamine release, immunoglobuline levels and activation of complement in healthy volunteers. Postgrad Med J [Suppl 3] 61:15
2. Hartung HJ (1987) Intrakranielles Druckverhalten bei Patienten mit Schädelhirntrauma nach Propofol- bzw. Thiopental-Applikation. Anästhesist 36:285
3. Mirakhur RH, Shepherd WF (1985) Intraocular pressure changes with propofol ("diprivan"): Comparison with thiopentane. Postgrad Med J [Suppl 3] 61:41
4. Stephan H, Sonntag H, Schenk HD, Kohlhauser S (1987) Einfluß von Disoprivan auf die Durchblutung und den Sauerstoffverbrauch des Gehirns und die CO_2-Reaktivität der Hirngefäße beim Menschen. Anästhesist 36:60
5. Ulsamer B, Doenicke A, Laschat M (1986) Propofol im Vergleich zu Etomidat zur Narkoseeinleitung. Anästhesist 35:535

Wie häufig kann eine Nebenwirkung bei Propofol-(Disoprivan®-)Maskennarkosen erwartet werden? Eine statistische Hochrechnung

R. Riegler

Wir führten bei 351 Patientinnen an der 2. Universitäts-Frauenklinik Wien Propofol-Kurznarkosen für Curettagen als Mononarkosen mit Lachgas ($O_2:N_2O=1:2$) in Spontanatmung durch. Die Initialdosis betrug 150 mg Propofol i.v., Repetitionsdosen von jeweils 50 mg i.v. wurden nach Bedarf verabreicht. Die Nebenwirkungen des Propofol wurden in Fragebögen (intra- und postoperativ) erfaßt.

Bei unserer Stichprobe wurde eine deskriptive Statistik und eine Hochrechnung durchgeführt, wobei wir dies durch Errechnung der Vertrauensgrenzen für den Wahrscheinlichkeitsbereich von 95% erreichten. Die Berechnungen wurden mittels eines Computers mit einem eigens erstellten Programm vorgenommen.

Die einzelnen Daten der Nebenwirkungen sind aus den Tabellen 1 und 2 zu entnehmen. Zusätzlich berechneten wir den Vertrauensbereich der Akzeptabilität (Tabelle 3).

Venenschmerzen bei Narkoseeinleitung traten bei rund 10% der Narkosen auf. Mit einer 95%igen Wahrscheinlichkeit wird diese Nebenwirkung statistisch zw. 7,4 und 13% der Patientinnen auftreten. (Vertrauensbereich $p<0,05$).

Ein *kubitaler* Venenschmerz trat bei 5,41%, ein *manualer* Venenschmerz bei 4,55% auf.

Muskelzuckungen traten in 5,41% der Fälle auf; der Vertrauensbereich liegt zw. 3,5 und 7,8%.

Tabelle 1. Auftreten von Nebenwirkungen intraoperativ (n=351)

Nebenwirkung	Auftreten Patienten	[%]	Vertrauensbereich ($p<0,05$) Patienten	[%]
Venenschmerz	35	9,97	26–45	7,4–13
kubital	19	5,41		
manual	16	4,55		
Muskelzuckungen	19	5,41	12–27	3,5– 7,8
Singultus	11	3,13	6–18	1,7– 5,1
Flush	7	1,99	3–12	0,9– 3,6
Salivation	35	9,97	26–45	7,4–13,0
Laryngo-Bronchospasmus	5	1,42	2–10	0,5– 2,9
Stridor	29	8,26	21–38	5,9–11,0
Husten	59	16,81	47–71	13,5–20,4
Cyanose	7	1,99	3–12	0,9– 3,6

Tabelle 2. Auftreten von Nebenwirkungen postoperativ (1–6 h postoperativ, n = 351)

Nebenwirkung	Auftreten		Vertrauensbereich (p < 0,05)	
	Patienten	[%]	Patienten	[%]
Erbrechen	14	3,98	8– 21	2,4– 6,1
(bis 30 min nach Erwachen)				
Verwirrtheit	5	1,42	2– 10	0,5– 2,9
Kopfschmerz	14	3,98	8– 21	2,4– 6,1
Übelkeit	11	3,13	6– 18	1,7– 5,1
Träume	130	37,03	115–146	32,7–41,5
Retrograde Amnesie	0	0	0– 3	0 – 0,8

Tabelle 3. Akzeptabilität (n = 351)

	Anzahl der		Vertrauensbereich (p < 0,05)	
	Patienten	[%]	Patienten	[%]
Ja	299	85,18	286–351	81,6–100
Ich weiß nicht	52	14,81		
Nein	0	0		

Singultus konnte bei 3,13% beobachtet werden; Vertrauensbereich zw. 1,7 und 5,1%.

Flush u. Cyanose kamen bei nur 2% vor; der Vertrauensbereich für den Wahrscheinlichkeitsbereich liegt zw. 0,9 und 3,6%. Noch seltener trat ein *Laryngo- (= Broncho)Spasmus* auf (1,42%). Ein so seltenes Auftreten einer Nebenwirkung ist statistisch weitgehend unbedeutend und wird möglicherweise kaum auf das verabreichte Medikament zurückzuführen sein.

Vermehrte *Salivation* war bei 10%, *Stridor* bei 8,26% zu verzeichnen.

Bei rund 17% der Patientinnen trat *Husten* während der Narkose auf; Vertrauensbereich zw. 13,5 und 20,4%. Von unseren 351 Patientinnen gaben immerhin 120 starkes Rauchen an (d.s. 34,18%!) Relativ häufig traten *Träume* (37%) nach Propofol-Narkose auf; Vertrauensbereich bei 32,7 und 41,5%. Diese Träume wurden als „angenehm und schön" bezeichnet.

Erbrechen bis ½ h nach Narkoseende und *postoperative Kopfschmerzen* kamen bei 4% vor, wobei wir einen Vertrauensbereich für den Wahrscheinlichkeitsbereich zw. 2,4 und 6,1% errechneten.

Übelkeit nach Propofol-Narkosen war nur bei 3,13% zu verzeichnen, trotz des hohen Prozentsatzes an Raucherinnen in unserer Studie; Vertrauensbereich zw. 1,7 und 5,1%.

Postoperative Verwirrtheit mit 1,42% war statistisch unbedeutend. Abschließend fragten wir jede Patientin, meist 1 h nach vollständigem Erwachen, ob sie im Fall einer neuerlichen Narkose dasselbe Narkosemittel (Propofol) wieder akzeptieren würde *(Akzeptabilität).*

Von 351 Patientinnen antworteten 299 (d.s. 85,18%) mit „ja", mit „ich weiß nicht" 14,81%. Der Vertrauensbereich der Zustimmung liegt zw. 81,6 und 100% der Patientinnen!

Keine Patientin lehnte eine Wiederverwendung von Propofol ab.

Diese Vertrauensbereiche ermöglichen jedem Anästhesisten bei Durchführung einer Propofol-(Disoprivan)Kurznarkose, das Auftreten der jeweils zu erwartenden Nebenwirkung bzw. anderer Daten (z. B. Akzeptabilität) mit 95%iger Wahrscheinlichkeit vorauszusehen.

Propofol (Disoprivan®) zur Sedierung bei Regionalanästhesie

H. Nolte und R. Dertwinkel

Einleitung

Zur Sedierung während der Regionalanästhesie stehen eine ganze Reihe verwendbarer Substanzen zur Verfügung, eine anschauliche Übersicht gibt eine Arbeit von Salehi [14]. Die beschriebenen überwiegend positiven Aspekte der Sedierung mittels Midazolam können wir nach unseren Erfahrungen bestätigen. Es liegt ein gewisser Nachteil des Präparates in der noch teilweise recht langen Aufwachphase (bis über 1 h) und somit nicht idealen Steuerbarkeit.

Die bisherigen Erfahrungen mit Disoprivan als intravenöse Einleitung zur Allgemeinanästhesie zeigen neben sicherer Schlafinduktion zwar kardiozirkulatorische [9, 12] und respiratorische [3] Nebeneffekte, jedoch auch gute Amnesie [10] und eine gute Steuerbarkeit. Letztere Eigenschaften lassen es für die kontinuierliche Infusion zur Sedierung während Regionalanästhesien geeignet erscheinen [1]. In einer Pilotstudie wurden 3 verschiedene Dosierungen während Periduralanästhesien im Hinblick auf Veränderungen von seiten des Herzens, des Kreislaufs und der Atmung untersucht. Außerdem wurde die Aufwachzeit und das subjektive Erleben der Patienten untersucht.

Material und Methodik

39 Patienten (29 w., 10 m.) der Risikogruppen I und II (ASA), die sich einer Varizenexhärese in Periduralanästhesie unterzogen, wurden untersucht. Zur Prämedikation erhielten alle Patienten in altersabhängiger Dosierung Morphin bzw. Dolantin (5/50 mg oder 10/100 mg), sowie Scopolamin (0,2 oder 0,4 mg subkutan).

Die Periduralanästhesie wurde im Sitzen bei L III/L IV mit Bupivacain 0,75% durchgeführt.

Mit dem Critikon-Dinamap-RR-Monitor wurden systolischer und diastolischer Blutdruck, arterieller Mitteldruck und Herzfrequenz gemessen, die Atemfrequenz wurde ausgezählt. Weiterhin gab ein Fragebogen das subjektive Erleben des Schlafzustands wieder (Tabelle 1). Durch gezielte Fragen an den Patienten wurde das Erwachen dann als positiv beurteilt, wenn diese Fragen (z. B. „Wo befinden Sie sich?" bzw. „Wann sind Sie geboren?") korrekt beantwortet wurden.

Der zeitliche Ablauf der Untersuchungen ist in Abbildung 1 wiedergegeben. Alle Patienten erhielten Disoprivan in einer Initialdosierung von 1 mg/kg KG i. v. Sofort im Anschluß daran erfolgte die weitere Zufuhr von Disoprivan über Perfusor. Für den venösen Zugang wurde stets eine großlumige Handrückenvene gewählt. Die Probanden wurden 3 Gruppen zugeordnet. Die Aufteilung erfolgte zufällig.

Verabreicht wurden in

Gruppe 1 (n = 13): 1,0 mg/kg KG/h,
Gruppe 2 (n = 13): 1,5 mg/kg KG/h,
Gruppe 3 (n = 13): 2,0 mg/kg KG/h.

Die statistische Bearbeitung (Test innerhalb der Dosisgruppen nach Nemenyi, Friedman-Test und Wilcoxon-Mann-Whitney-U-Test) wurde von B. Hönig, Datenverarbeitungsservice, Rohrbach, durchgeführt.

Ergebnisse

Die Versuchspersonen erhielten Propofol über einen Zeitraum von durchschnittlich 85 min (max. = 148 min, min. = 48 min). Die Dauer der Applikation hing von der Op.-Dauer ab. Die höchste Dosis Propofol betrug 397 mg und die niedrigste 115 mg. Der Mittelwert für alle Patienten lag bei 233 mg.

Die Abbildungen 2 und 3 geben das Verhalten des Blutdrucks während des Versuchsverlaufs wieder. Alle 3 Gruppen zeigen einen geringen Blutdruckabfall während der Bolusinjektion sowohl systolisch als auch diastolisch, der von einem asymptotisch abfallenden Verlauf der 3 Kurven gefolgt wird. Über die gesamte Versuchszeit von ca. 2 h entspricht das in allen Gruppen ungefähr einer

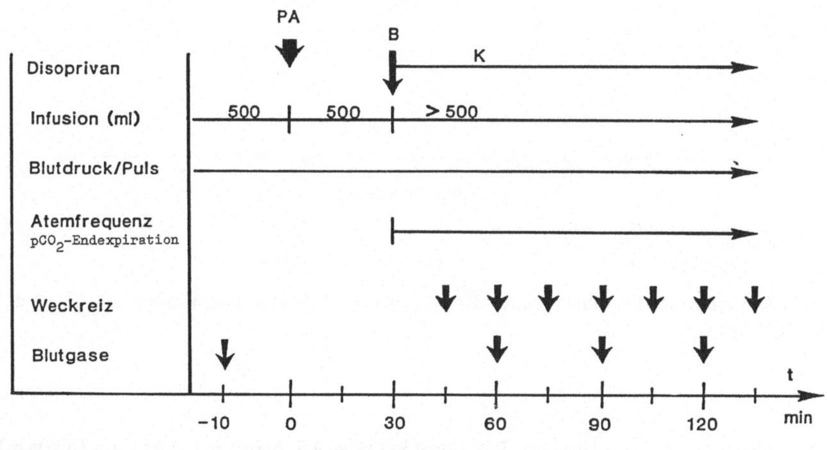

Abb. 1. Versuchsablauf der Sedierung mit Disoprivan bei Periduralanästhesie

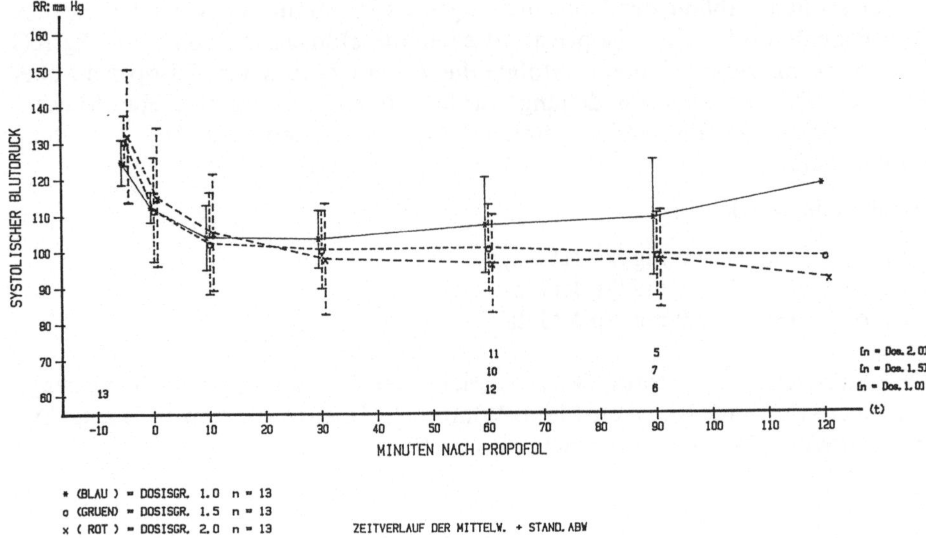

Abb. 2. Verhalten des systolischen Blutdrucks bei Infusion von Disoprivan (Zeitpunkt 0 = Bolusinjektion)

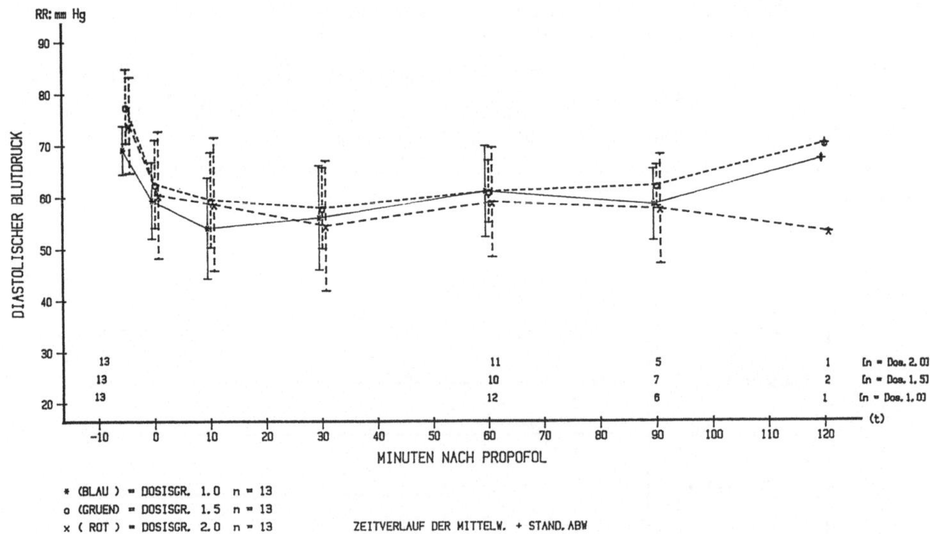

Abb. 3. Verhalten des diastolischen Blutdrucks bei Infusion von Disoprivan (Zeitpunkt 0 = Bolusinjektion)

Abnahme des systolischen Blutdrucks von 15 mm Hg. Auf die Darstellung des mittleren arteriellen Drucks wurde verzichtet, da sie keine neuen Informationen erbrachte.

Bei 16 der 39 Patienten trat eine Verlegung der Atemwege auf, die das Einführen eines Wendeltubus in 6 Fällen erforderlich machte.

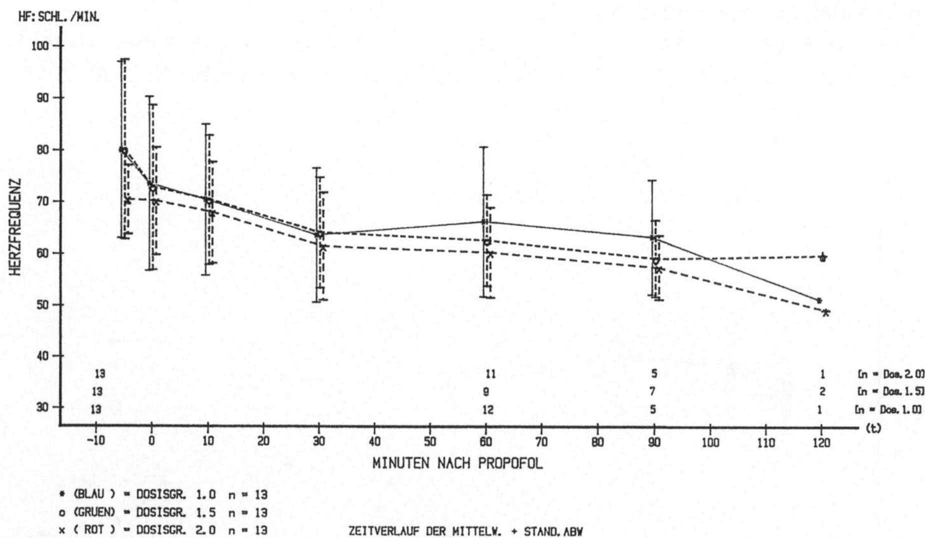

Abb. 4. Verhalten der Herzfrequenz bei Infusion von Disoprivan (Zeitpunkt 0 = Bolusinjektion)

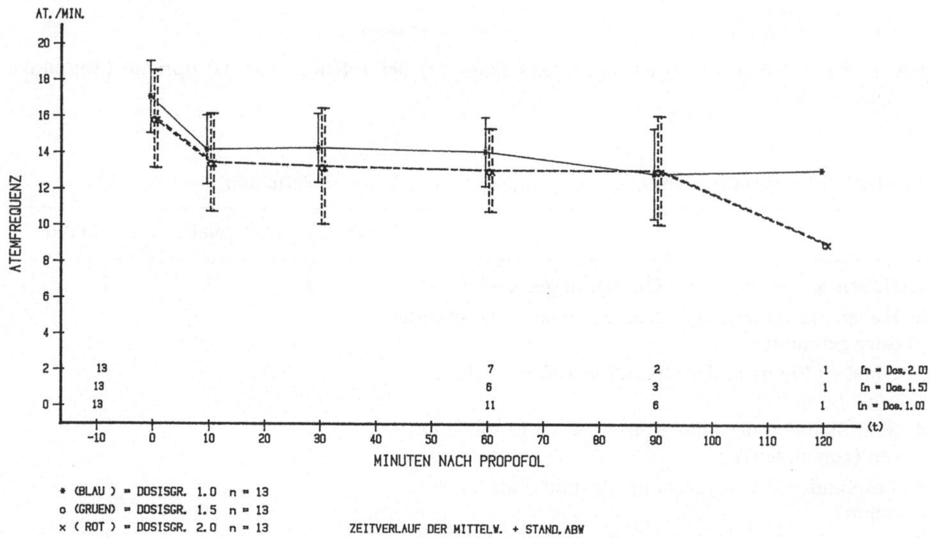

Abb. 5. Verhalten der Atemfrequenz bei Infusion von Disoprivan (Zeitpunkt 0 = Bolusinjektion)

Der Einfluß auf die Herzfrequenz (s. Abb. 4) ist weniger gradlinig. Nach der Bolusinjektion nimmt die Herzfrequenz in den folgenden 15–30 min zunächst ab, um dann den erreichten Wert beizubehalten.

Die Atemfrequenz (Abb. 5) wird nur minimal im Sinne einer Abnahme beeinflußt, und die pCO_2-Werte bleiben praktisch unverändert (Abb. 6).

Tabelle 1 zeigt den Fragebogen sowie dessen Ergebnisse bezüglich des subjektiven Erlebens des Schlafzustands.

Alle 39 Patienten geben an, nach der Operation sofort wach gewesen zu sein. Tatsächlich waren 23 Patienten direkt nach Abstellen des Perfusors voll orien-

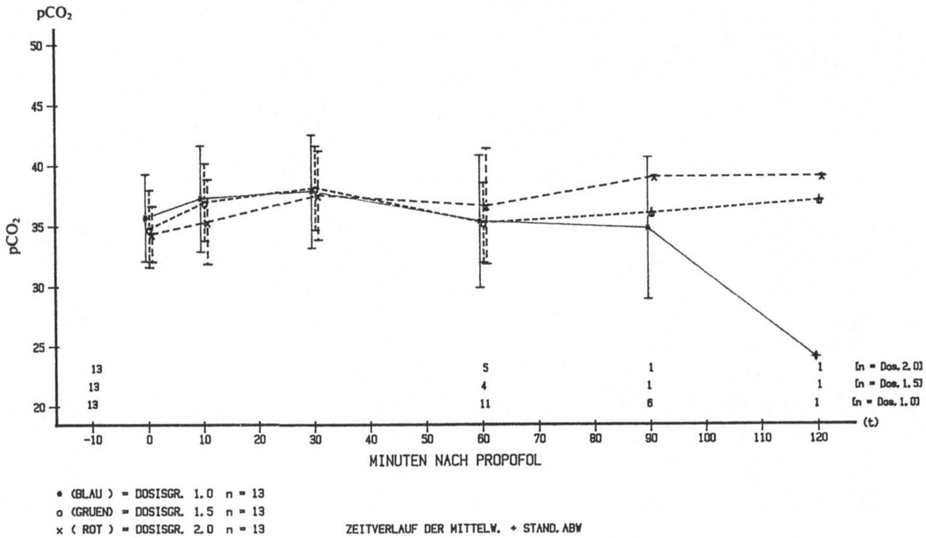

Abb. 6. Verhalten des CO_2-Partialdruckes (kapillär) bei Infusion von Disoprivan (Zeitpunkt 0 = Bolusinjektion)

Tabelle 1. Postoperativer Fragebogen (subjektive Angaben der Patienten)

	Ja	Nein	Unklar
1. Haben Sie während der Operation geschlafen?	35	2	2
2. Haben Sie während der Operation etwas empfunden oder geträumt?	6	32	1
3. Glauben Sie nach der Operation sofort wach gewesen zu sein?	39	–	–
4. Sind Sie nach der Operation noch lange müde gewesen (geschlafen)?	10	29	–
5. Empfanden Sie das Beruhigungsmittel als angenehm?	38	1	–
6. Hatten Sie Schmerzen beim Spritzen des Mittels?	6	33	–
7. Bemerkungen, z.B. Übelkeit	15	24	–

tiert, von diesen waren 7 Patienten schon vor Beendigung der Infusion wach. Die Aufwachzeit der übrigen Patienten betrug dosisabhängig zwischen 10 s bis 7 min.

Diskussion

Die Ergebnisse dieser Studie zeigen, daß eine initiale Injektion von 1 mg/kg KG Disoprivan zu einer sicheren Schlafinduktion führt und die kontinuierliche Zufuhr von 1,5–2 mg/kg KG/h einen Schlafzustand aufrechterhält, der überwiegend als angenehm erlebt wurde. Bei dieser Dosierung waren keine wesentlichen Nebeneffekte auf Herz, Kreislauf und Atmung zu beobachten, ebensowenig wie eine Verlegung der Atemwege, wie bei höherer Dosierung beobachtet wird.

Die Steuerbarkeit der Substanz kann als sehr gut bezeichnet werden, Schluck- und Hustenreflex bleiben erhalten, eine analgetische Wirksamkeit liegt nicht vor. Nachteilig war die in den meisten Fällen schmerzhafte Injektion, an die sich einige Patienten aufgrund einer sehr guten retrograden Amnesie allerdings nicht mehr erinnern konnten. Diese Beobachtung deckt sich mit den Ergebnissen zahlreicher anderer Untersucher (vgl. [2, 3, 5, 7, 10, 16, 17]).

Im Widerspruch zu anderen Autoren [4, 15, 16] klagte ein Drittel unserer Patienten über Übelkeit oder Erbrechen postoperativ. Allerdings muß ein möglicher Zusammenhang mit der Morphinprämedikation bedacht werden. Es wurden jedoch andere Patienten, die nur die Prämedikation oder zusätzlich Midazolam erhielten, befragt. Von diesen Patienten klagte keiner über postoperative Übelkeit oder Erbrechen.

Die in dieser Studie verwendeten Dosierungen führten zu sehr kurzen Aufwachzeiten (bis max. 7 min), während Gepts et al. [2] bei Zufuhrraten von 9 mg/kg KG/h Aufwachzeiten von 37,8±11,5 min beschrieben. Mackenzie u. Grant [8] untersuchten die intermittierende Propofolzufuhr während Spinalanästhesien und fanden Aufwachzeiten von etwa 9 min bei mittlerer Zufuhr von 7–8 mg/kg KG/h. Grant u. Mackenzie [4] beschrieben für die kontinuierliche Applikation von 15,6 mg/kg KG/h Aufwachzeiten von 21,7±1,8 min, allerdings bei gleichzeitiger Lachgaszufuhr.

Grounds et al. [5] fanden bei alleiniger Verwendung von Propofol in einer Dosierung von ca. 6 mg/kg KG/h Aufwachzeiten von 6,34±0,61 min. O'Callaghan et al. [11] beobachteten Aufwachzeiten von 10,5±1,33 min nach initialer Gabe von 1,7 mg/kg KG Propofol und anschließender Infusion von im Mittel 4,2 mg/kg KG/h.

Die in der Literatur beschriebenen, teilweise erheblichen depressorischen Effekte von Disoprivan auf Atmung und Kreislauf fanden sich bei Initialdosen von mindestens 1,5 mg/kg KG und darüber [2, 5, 6, 9, 12, 13]. Da diese Effekte in der vorliegenden Studie bei 1 mg/kg KG nicht beobachtet wurden, liegt der Schluß nahe, daß hier eine Dosisabhängigkeit besteht.

Da die durchgeführte Applikation per Perfusor für die routinemäßige Anwendung relativ aufwendig ist, sollte nach einfacheren Methoden gesucht werden.

Insgesamt erscheint das Disoprivan zur Sedierung während Regionalanästhesien sehr geeignet und möglicherweise auch den bisher zur Verfügung stehenden

Substanzen – besonders wegen der kurzen Aufwachzeit und guten Steuerbarkeit
– überlegen.

Literatur

1. Döbler K, Dombrowski E, Nolte H (im Druck) Disoprivan zur Sedierung bei Regionalanästhesie. Regionalanästhesie
2. Gepts E, Claeys MA, Camu F, Smekens L (1985) Infusion of propofol (diprivan) as sedative technique for colonoscopies. Postgrad Med J [Suppl 3] 61:120–126
3. Goodmann NW, Carter JA, Black AMS (1985) Some ventilatory effects of propofol (diprivan) as a sole anaesthetic agent. Preliminary studies. Postgrad Med J [Suppl 3] 61:21–22
4. Grant IS, Mackenzie N (1985) Recovery following propofol (diprivan) anaesthesia – a review of three different anaesthetic techniques. Postgrad Med J [Suppl 3] 61:133–137
5. Grounds RM, Morgan M, Lumley J (1985) Some studies on the properties of the intravenous anaesthetic propofol (diprivan) – a review. Postgrad Med J [Suppl 3] 61:90–95
6. Henriksson B-þ, Carlsson P, Hellen B, Hägerdal M, Lundberg D, Pontén J (1985) Propofol (diprivan) versus thiopentone in nitrous oxide/oxygen anaesthesia for short gynaecological procedures (abstract). Postgrad Med J [Suppl 3] 61:102
7. Lees NW, McCulock M, Mair WB (1985) Propofol (diprivan) for induction and maintenance of anaesthesia. Postgrad Med J [Suppl 3] 61:88–89
8. Mackenzie N, Grant IS (1985) Propofold (diprivan) for continuous intravenous anaesthesia. A comparison with methohexitone. Postgrad Med J [Suppl 3] 61:70–75
9. Nightingale P, Petts NV, Healy TEJ, Kay B, McGuiness K (1985) Induction of anaesthesia with propofol (diprivan) or thiopentone and interactions with suxamethonium, atracurium and vecuronium. Postgrad Med J [Suppl 3]31–34
10. Noble J, Ogg TW (1985) The effect of propofol (diprivan) and methohexitone on memory after day case anaesthesie (abstract). Postgrad Med J [Suppl 3] 61:103–104
11. O'Callaghan AC, Normandale JP, Grundy EM, Lumley J, Morgan M (1982) Continuous intravenous infusion of propofol (ICI 35868 diprivan). Anaesthesia 37:295–300
12. Patrick MR, Blair IJ, Feneck RO, Sebel PS (1985) A comparison of the haemodynamic effects of propofol (diprivan) and thiopentone in patients with coronary artery disease. Postgrad Med J [Suppl 3] 61:23–27
13. Rolly G, Versichelen L, Herregods L (1985) Cumulative experience with propofol (diprivan) as an agent for the induction and maintenance of anaesthesia. Postgrad Med J [Suppl 3] 61:96–100
14. Salehi E (1986) Schlafindikation mit Midazolam während der Regionalanaesthesie. Anaesth Intensivmed 27:301–303
15. Schaer H (1986) Disoprivan zur Einleitung und Unterhaltung von Kurznarkosen. Anästhesist 35:531–534
16. Ulsamer B, Doenicke A, Laschat M (1986) Propofol im Vergleich zu Etomidat zur Narkoseeinleitung. Anästhesist 35:535–542
17. Utting JE, Fahy L, Van Mourik GA (1985) A comparison of thiopentone and propofol (diprivan) for induction of anaesthesia (abstract). Postgrad Med J [Suppl 3] 61:84